SOCIÉTÉ FRANÇAISE DE SECOURS AUX BLESSÉS

DES ARMÉES DE TERRE ET DE MER

Reconnue comme établissement d'utilité publique
par décret du 23 juin 1866 et réglementée par décret du 3 juillet 1884

COMITÉ DE NANCY

MANUEL

DU

BRANCARDIER

PAR

LE Dʳ F. GROSS

Professeur à la Faculté de Médecine
Membre du Comité

AVEC 92 DESSINS ORIGINAUX DONT 23 TIRÉS HORS TEXTE

PAR

E. AUGUIN

Ingénieur des mines, Membre du Comité

NANCY

AU SIÈGE DU COMITÉ, RUE SAINT-LÉON, 14

—

TYPOGRAPHIE G. CRÉPIN-LEBLOND, PASSAGE DU CASINO

1884

MANUEL

DU

BRANCARDIER

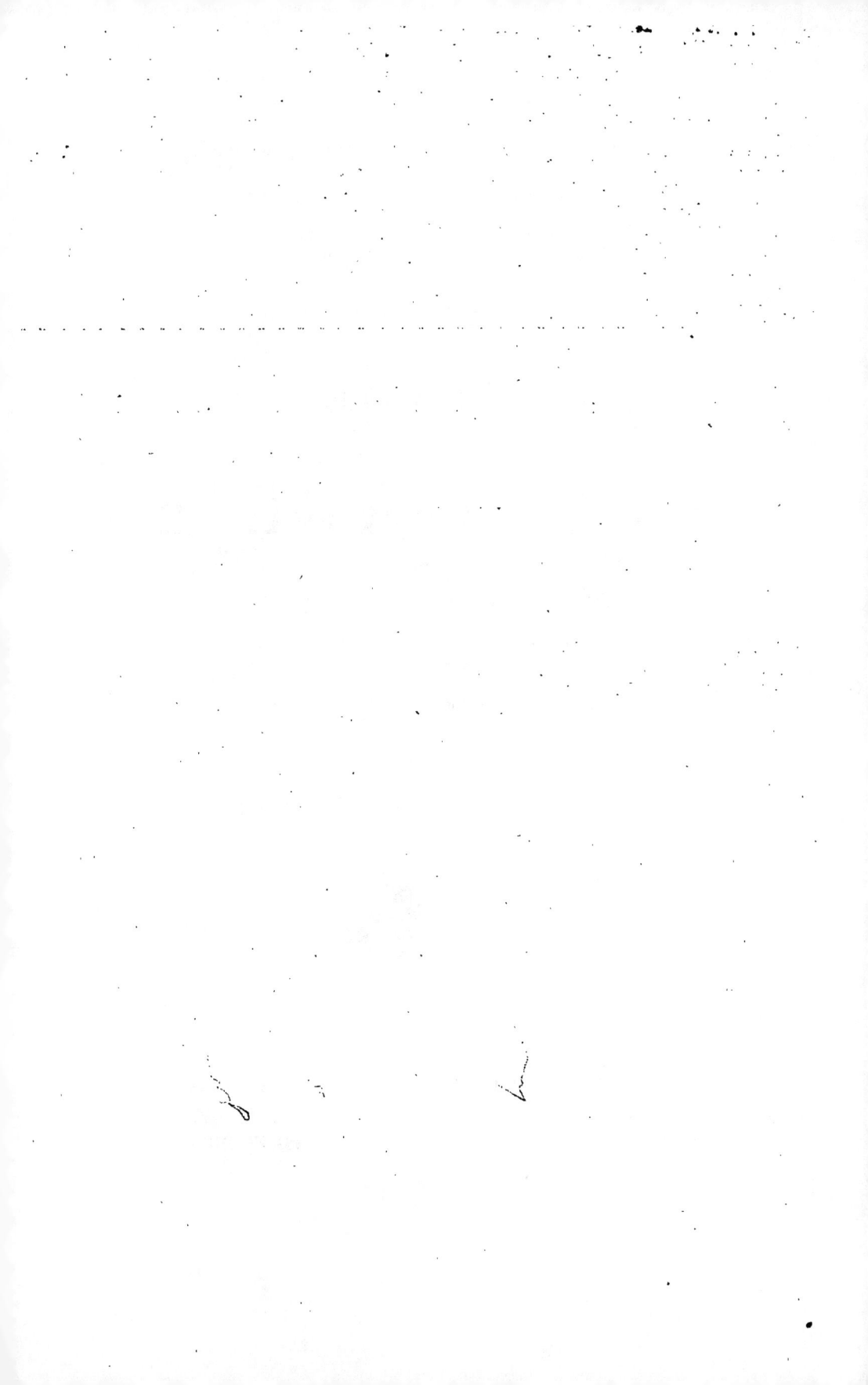

SOCIÉTÉ FRANÇAISE DE SECOURS AUX BLESSÉS

DES ARMÉES DE TERRE ET DE MER

Reconnue comme établissement d'utilité publique
par décret du 23 juin 1866 et réglementée par décret du 3 juillet 1884

COMITÉ DE NANCY

MANUEL

DU

BRANCARDIER

PAR

LE Dr F. GROSS

Professeur à la Faculté de Médecine
Membre du Comité

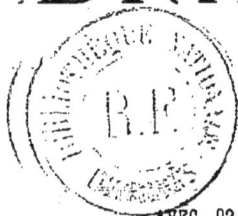

AVEC 92 DESSINS ORIGINAUX DONT 23 TIRÉS HORS TEXTE

PAR

E. AUGUIN

Ingénieur des mines, Membre du Comité

NANCY

AU SIÈGE DU COMITÉ, RUE SAINT-LÉON, 14

—

TYPOGRAPHIE G. CRÉPIN-LEBLOND, PASSAGE DU CASINO

1884

AVANT-PROPOS

D'après l'article 1ᵉʳ de ses statuts, la Société française de secours aux blessés militaires a pour objet de concourir par tous les moyens en son pouvoir, au soulagement des blessés et des malades dans les ambulances et les hôpitaux.

Pour remplir sa mission, le Comité de Nancy s'est efforcé à créer un personnel de *brancardiers* sachant donner les premiers secours aux blessés. C'est dans ce but qu'il y a trois ans, il m'a chargé d'exposer, dans une série de conférences, les notions élémentaires, indispensables à connaître pour savoir donner ces secours, et qu'il a décidé de publier mes conférences sous forme de Manuel.

A cette époque, le fonctionnement de la Société de secours en temps de guerre était réglementé par le décret du 2 mars 1878 ; celui-ci autorisait la Société à créer des établissements hospitaliers sur les derrières des armées et à prêter son concours au service des ambulances d'évacuation, des ambulances de gare, et dans certains cas prévus, au service des ambulances

1

actives. D'après un décret tout récent, en date du 3 Juillet dernier, l'intervention de la Société consiste aujourd'hui à créer des établissements hospitaliers et « à prêter son concours au service de l'arrière en ce qui concerne les trains d'évacuation, les infirmeries de gare et les hôpitaux auxiliaires du théâtre de la guerre. Ce concours ne peut être étendu ni au service de première ligne, ni aux hôpitaux d'évacuation dont demeure exclusivement chargé le service de santé militaire ».

Malgré les modifications apportées aux conditions du fonctionnement de la Société de secours, les divers services énumérés dans le nouveau décret, imposent à celle-ci l'obligation de s'assurer des auxiliaires instruits, capables de donner les premiers secours et connaissant les différents modes de transport des blessés. Quant au comité de Nancy, il ne saurait oublier qu'il se trouve placé dans des conditions toutes spéciales, à quelques kilomètres de la frontière, en avant d'un camp retranché, presque sous les murs de Toul, qui est une place forte de premier ordre. Son personnel doit être préparé à toute éventualité, et pouvoir, en cas d'urgence, se mettre à la disposition de l'autorité militaire, même pour le service de première ligne.

Telle fut sans doute la pensée du *Conseil central de la Société,* quand, dans sa séance du 20 Juin 1884, il vota une subvention importante pour faciliter au comité de Nancy la publication de ce *Manuel.*

Celui-ci comprend trois chapitres qui traitent : 1° *Du relèvement des blessés* ; 2° *Des premiers soins à donner à la blessure* ; et 3° *Du transport des blessés.*

F. GROSS.

Nancy, le 15 Juillet 1884.

CHAPITRE PREMIER

Recherche des blessés & soins généraux

—

A. RECHERCHE DES BLESSÉS.

La recherche des blessés doit se faire avec la plus grande attention et de la façon la plus minutieuse. Beaucoup de blessés ne restent pas à la place où ils sont tombés. Ils se traînent vers tout ce qui peut les dérober et leur faire un abri. Les brancardiers, en allant à la recherche des blessés sur un champ de bataille, ont pour mission d'explorer scrupuleusement tous les accidents de terrain, les fossés, les talus, les haies, les buissons, les champs couverts de récoltes, les vignes, les bois, les maisons, etc., etc.

Pour procéder à cette exploration pendant la nuit, les brancardiers devront être munis d'une lanterne ou

d'une torche et chercheront par des cris répétés à
intervalles réguliers à se faire entendre et appeler.

M. de Beaufort a proposé de munir chaque combat-
tant d'un sifflet de secours attaché à la boutonnière.
Nombre de blessés trop affaiblis pour appeler, pour-
raient en donnant un coup de sifflet, se faire entendre
et être secourus à temps.

B. SOINS GÉNÉRAUX.

Les *soins généraux* consistent à :
1° *Placer les blessés dans une bonne position* ;
2° *Les désaltérer* ;
3° *Les ranimer*.

I. — *Placer les blessés dans une bonne position.*

Les blessés tombent dans les positions les plus diverses. On les trouve la face contre terre, le nez et la
bouche dans une mare de sang, dans une flaque d'eau,
dans la boue, la tête plus basse que les pieds, le haut
du corps ployé sur les parties inférieures ; des membres
fracassés ou arrachés peuvent être repliés sous le tronc
et écrasés sous son poids. Plusieurs blessés peuvent
être couchés les uns sur les autres ; on en trouve qui
sont pris sous un cheval, sous une voiture, sous des
décombres, de la terre éboulée, etc., etc.

Le premier devoir des brancardiers consiste à *placer
le blessé dans une bonne position*. Il faudra : 1° Isoler

deux blessés couchés l'un sur l'autre ; dégager un blessé couché sous un cheval, sous des débris de voiture, des décombres, de la terre éboulée, le retirer de dessous les masses qui pèsent sur lui. Ces manœuvres, tout en exigeant parfois de grands efforts, doivent toujours être exécutées avec beaucoup de précautions ;

2° Donner au blessé une *attitude naturelle*, le coucher sur une surface relativement plane, sur le dos ou sur le côté, élever la tête en la soutenant par un sac, une capote, une couverture, étendre les membres et les placer dans une situation régulière ;

3° *Assurer la respiration*, donner à l'air le libre accès des voies respiratoires ; pour cela, retirer les corps étrangers, tels que terre, boue, sang, qui peuvent obstruer le nez ou la bouche ; débarrasser la poitrine et le bas-ventre de toute constriction qui peut gêner les mouvements respiratoires ; enlever les objets d'équipement, ouvrir la cravate, le ceinturon, déboutonner la tunique, la capote, le pantalon, etc.

4° Si le blessé ne peut être immédiatement transporté en lieu sûr, il faut le placer à l'abri du feu, derrière un mur, une haie, etc., le protéger contre la pluie, le froid, en étendant sur lui une couverture.

II. — *Désaltérer les blessés.*

La plupart des blessés, surtout ceux qui ont éprouvé une perte de sang un peu notable, sont tourmentés par une soif vive ; le brancardier devra les faire boire. En se rendant sur un champ de bataille, il doit donc être muni d'un bidon bien rempli d'eau aussi fraîche que possible. Le brancardier viendra en aide aux blessés affaiblis en leur relevant la tête et la partie supérieure de la poitrine avec un bras glissé sous les épaules.

III. — *Ranimer les blessés.*

Les blessés affaiblis et épuisés par la fatigue, les privations, la perte de sang, parfois refroidis par suite de l'immobilité à laquelle ils ont été condamnés par leur blessure, ou par suite des intempéries et des rigueurs de la saison (les hommes gelés), devront être ranimés et réchauffés par l'administration de quelque cordial et tous les autres moyens qui se trouvent à la disposition du brancardier.

Les blessés, surtout les blessés gravement atteints, de lésions internes principalement, peuvent avoir perdu connaissance, et se trouver dans un état de *syncope* ou même de *mort apparente*.

La *syncope* est un état caractérisé par des vertiges, des nausées ou maux de cœur, parfois des vomissements, une grande faiblesse, la perte de connaissance, la pâleur extrême de la face et des lèvres, des sueurs froides couvrant le front et les tempes, l'insensibilité et l'immobilité absolue, le refroidissement des extrémités, la faiblesse du pouls et des battements du cœur, l'affaiblissement et le ralentissement de la respiration. La durée de l'état de syncope varie ; quand celui-ci se prolonge, il présente de la gravité et peut être le prélude de la mort.

Chez les blessés, la syncope est ordinairement produite par la perte de sang. Les autres causes de la syncope sont : la chaleur, la fatigue, la douleur, l'émotion, etc.

Pour combattre la syncope, le brancardier devra coucher le blessé horizontalement sur le dos, tout de son long, la tête basse, plus basse que la poitrine, relacher la cravate, le ceinturon, ainsi que tous les objets d'habillement qui peuvent gêner la respiration, c'est-à-dire les mouvements de la poitrine et du bas-ventre, asperger le visage avec de l'eau, le flageller en le battant à coups secs, sans déployer de force, avec un linge mouillé, faire des frictions un peu rudes avec la main sur la poitrine et les membres si ces parties ne sont pas atteintes.

Dans l'état de syncope, les plaies ne saignent pas, et, si l'accident est dû à une perte de sang, il est urgent de surveiller la blessure et d'arrêter l' hémorragie aussitôt qu'elle reparait, ce qui arrive d'ordinaire lorsque le blessé revient à lui.

Un accident qui ressemble à la syncope est l'état de *commotion* ou de *stupeur*; il accompagne souvent les blessures de guerre. Les soins à donner étant les mêmes que dans l'état de syncope, il est inutile d'insister sur la distinction à établir entre les deux états.

La syncope et la commotion donnent au blessé l'aspect d'un mort et peuvent produire l'état de *mort apparente*. Cet état s'observe dans les blessures graves, même lorsqu'il n'y a pas de plaie extérieure. Il peut être produit par l'action prolongée du froid (hommes gelés).

L'état de mort apparente se reconnaît et se distingue de la mort réelle, par la persistance des pulsations du pouls, des battements du cœur, des mouvements de la respiration, des contractions de la pupille. Le brancardier devra donc rechercher avec une extrême attention tous ces signes.

Il recherchera avec soin les battements du pouls au-
dessus du poignet, à l'extrémité inférieure de l'avant-
bras, sur la face qui correspond à la paume de la main,
en un point situé du côté du pouce et en dehors de la
saillie formée dans cette région par les tendons des
muscles qui de l'avant-bras se rendent à la main, et
dont on augmente la saillie en fermant le poing. L'endroit où il faut tâter le pouls est indiqué sur la figure 1
par une ligne pointillée.

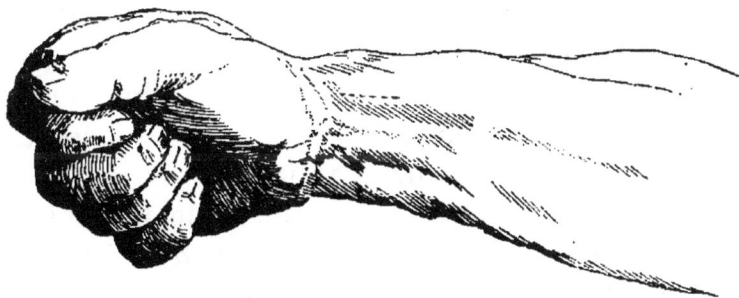

Fig. 1.

Pour écouter les battements du cœur on découvre la
poitrine et on applique l'oreille sur le côté gauche.

Pour se rendre compte des mouvements de la respiration, le brancardier observera avec attention le
soulèvement que la poitrine et le bas-ventre éprouvent
à chaque inspiration ; il approchera l'oreille de la
bouche et du nez du blessé et écoutera le bruit de
l'entrée et de la sortie de l'air.

Pour constater la contractilité de la pupille, on
abaisse avec les doigts les paupières supérieures de

manière à fermer les deux yeux du blessé ; puis, au bout de quelques instants, on relève brusquement les paupières et on découvre les yeux ; observant à ce moment avec attention la pupille, on reconnaîtra si elle se contracte ou non, c'est-à-dire si la prunelle se rétrécit ou reste immobile.

Quand cet examen pratiqué rapidement mais avec attention aura révélé au brancardier que la mort n'est qu'apparente, celui-ci s'efforcera à ranimer le blessé.

Les soins à donner aux blessés dans l'état de mort apparente sont les mêmes que dans l'état de syncope et de commotion. Le brancardier aura recours à la flagellation sur le visage et la poitrine, aux frictions énergiques sur les membres ; il couvrira et réchauffera le corps ; s'il s'agit d'un homme gelé, il pratiquera des frictions avec la neige ou de l'eau froide.

Un moyen très recommandable pour ranimer un blessé est de lui pratiquer ce qu'on appelle une *injection sous-cutanée* ou *hypodermique* avec de l'*éther*. L'opération s'exécute avec une petite seringue dite *seringue de Pravaz* qui se trouve dans la boîte d'ambulance. Pour pratiquer une injection sous-cutanée d'éther, le brancardier découvre l'avant-bras (de préférence le gauche) du blessé, et avec la main gauche il fait un pli à la peau. Tenant de la main droite de la façon indiquée sur la figure 2, la seringue préalablement remplie d'éther, il enfonce rapidement la petite aiguille tubulée de l'instrument à la base du pli, horizontalement, en évitant les veines superficielles. Pressant avec le pouce sur le petit piston, l'opérateur injecte sous la peau la quantité d'éther contenue dans la seringue. L'injection terminée, il retire l'instrument et pratique quelques légères frictions à l'endroit de la piqûre, afin de diminuer la sensation de brûlure qui résulte de la pénétration de l'éther dans les tissus. Le médicament est rapidement absorbé et son action stimulante sur le système nerveux ne tarde pas à se produire.

Un dernier moyen consiste à pratiquer la *respiration artificielle*. La respiration artificielle a pour but de

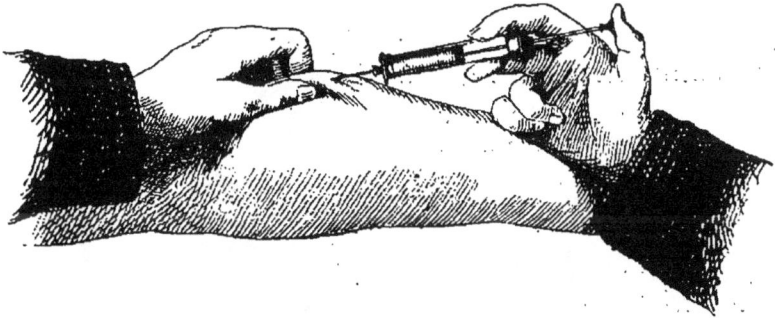

Fig. 2.

remplacer la respiration normale en produisant alternativement la dilatation et le retrait de la poitrine. Elle peut se pratiquer de différentes manières :

1er *Procédé:* Le malade étant couché sur le dos, poser les mains à plat sur la partie inférieure des faces latérales de la poitrine, le pouce en avant, au-dessous des dernières côtes (fig. 3), refouler pendant une à deux secondes avec les pouces, vers la profondeur et de bas en haut les parois abdominales ; en même temps comprimer fortement avec le reste de la main la base de la poitrine.

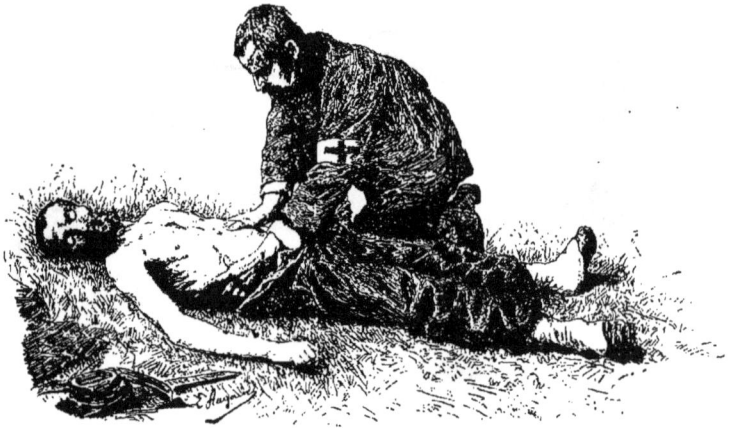

Fig. 3.

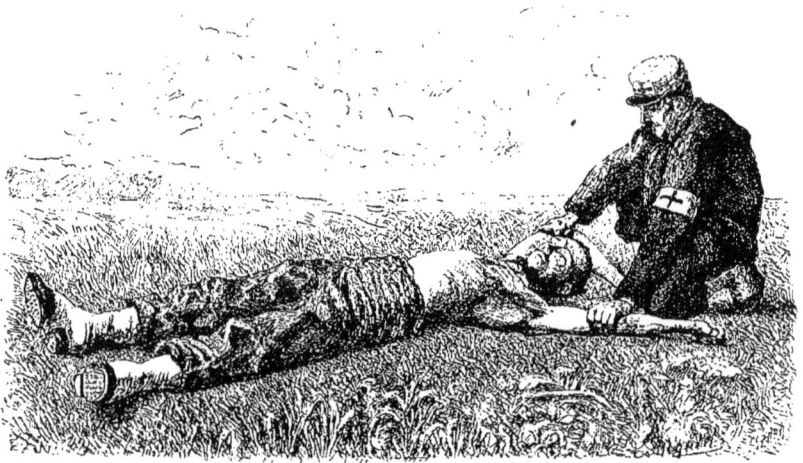

Fig. 4.

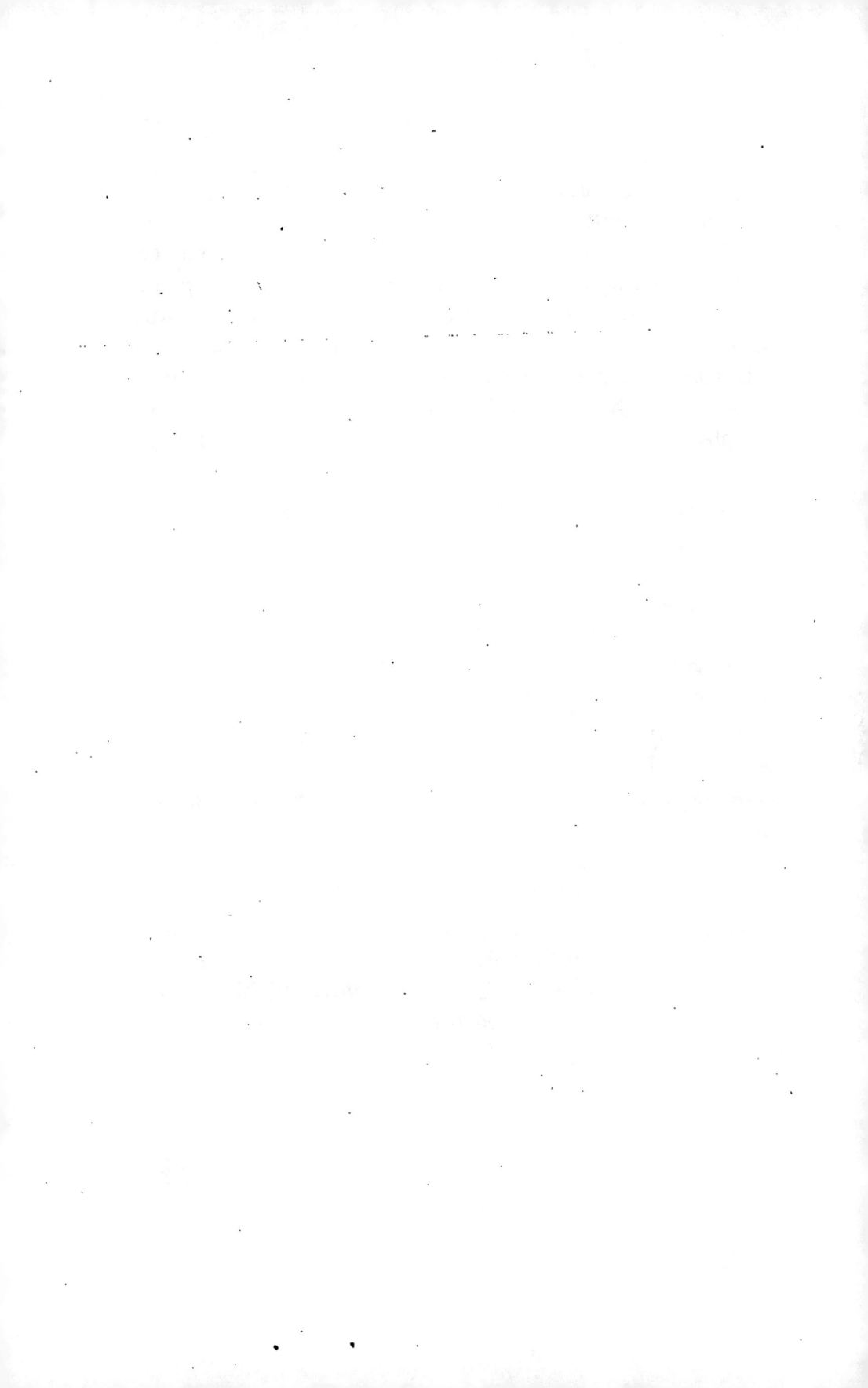

Quand la pression des mains cesse, la poitrine reprend le volume qu'elle avait avant et il se fait une dilatation relative qui produit un appel d'air dans les poumons et remplace l'inspiration. La compression exercée à la base de la poitrine, en expulsant une partie de l'air contenu dans les poumons, représente l'expiration.

Les manœuvres précédentes pratiquées méthodiquement et répétées à des intervalles réguliers, peuvent remplacer les mouvements respiratoires normaux et aider à ranimer un blessé.

2° *Procédé*. — Pour dilater la poitrine, saisir les bras à pleines mains et les élever tout en les ramenant en arrière de la tête (fig. 4). Pour comprimer la poitrine, abaisser les bras, les appliquer contre les côtés de la poitrine et appuyer sur les coudes. Chacune de ces manœuvres aura une durée de deux secondes environ, les répéter alternativement.

3e *Procédé combiné*. — Combiner les deux procédés précédents. Un brancardier comprime et relâche la base de la poitrine pendant qu'un autre abaisse et élève les bras.

De ces trois manières de faire, la première nous semble la meilleure et mériter la préférence.

Lorsque le brancardier, après avoir fait tout ce qu'il faut pour ranimer le blessé, conservera encore des doutes, il appellera le médecin. Si, au contraire, le blessé revient à lui, il lui donnera du vin, de l'eau-de-vie ou du café en petite quantité.

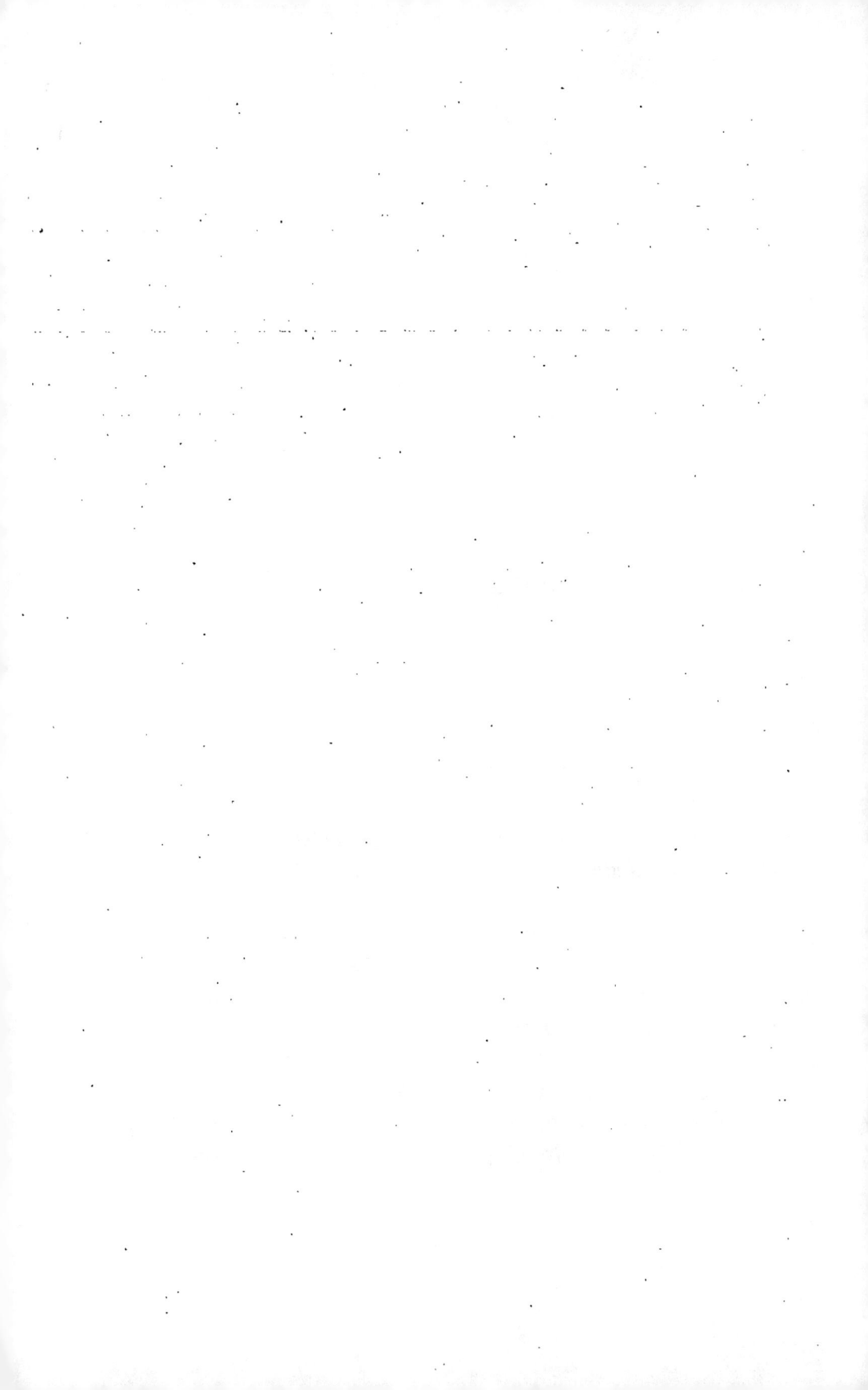

CHAPITRE II

Premiers soins à donner à la blessure

—

A. RECONNAITRE LA BLESSURE.

1° Le brancardier procèdera à la *recherche approxi-matüve du siège de la blessure*, qu'il reconnaîtra le plus souvent :

A l'examen *extérieur* du blessé. Les vêtements sont troués, déchirés, souvent souillés de sang.

A la *douleur* accusée par le blessé spontanément ou pendant les mouvements.

Si le blessé est trop affaibli pour répondre ou s'il se trouve dans un état de syncope ou de commotion, le brancardier soulèvera doucement chacun des membres ; il est rare qu'il ne s'aperçoive pas ainsi de quelque

2

plainte ou de quelque murmure indiquant qu'il a provo-
qué de la douleur pendant l'un ou l'autre mouvement.

2° Le brancardier devra *découvrir rapidement la
région atteinte.* Sur le champ de bataille, il est de règle
de se *borner absolument au strict nécessaire.* Il ne faut
pas perdre de temps.

Pour découvrir la blessure, le brancardier débouton-
nera la tunique ou le pantalon, etc.; découdra ou coupera
rapidement les pièces de l'habillement (manche, pantalon, chemise, bottes, etc.) qui recouvrent la région
blessée. Dans ce but il doit être muni d'un couteau fort
qu'il est bon de tenir attaché par une chaînette à la
ceinture.

Il ne déshabillera, c'est-à-dire n'enlèvera la tunique,
le pantalon, etc., que si des indications spéciales se présentent.

Pour débarrasser un blessé de ses vêtements (tunique
pantalon, etc.), le brancardier aura toujours soin de
découvrir le membre sain avant le membre blessé.
Pendant qu'on débarrasse un membre blessé de ses
vêtements, celui-ci doit être légèrement étendu et
soutenu de manière à éviter toute secousse, tout faux
mouvement.

3° *Reconnaître la nature de la blessure.* — Le brancardier doit avoir une idée sommaire des différentes
blessures qu'il peut rencontrer, de là la nécessité de les
énumérer ici.

Les blessures de guerre.

Nature des blessures de guerre. — Elles sont produites: 1° par les *projectiles:* balles de fusil, boîtes à

mitraille, obus, bombes et leurs éclats, boulets, et les divers corps entraînés, détachés ou lancés par ces projectiles.

2° Par les *armes blanches* (sabre, baïonnette, lance).

3° Par des coups, des chutes (coup de crosse de fusil, chute de cheval) et des accidents de toute espèce.

Toutes ces causes produisent les lésions les plus diverses, les unes légères, les autres graves. Les plus nombreuses et les plus importantes à connaître pour le brancardier sont les plaies.

a) *Plaies.*

On appelle *plaie*, une solution de continuité de la surface du corps accompagnée de douleur, d'écoulement de sang et d'écartement des parties.

Siège. Les plaies s'observent sur toutes les parties du corps ; à la tête, au tronc, aux membres. Les plaies des membres sont les plus fréquentes.

Forme. Elle varie avec la cause productrice. On distingue : 1° Les *plaies nettes*. Elles sont les plus rares et s'accompagnent souvent d'hémorragie, parce que les vaisseaux sanguins sont sectionnés ou piqués. Telles sont : les plaies produites par les armes blanches : coupures (coups de sabre) et piqûres (coups de lance, de baïonnette).

2° Les *plaies contuses*. Ce sont les plus fréquentes ; elles sont caractérisées par l'irrégularité et la noirceur des bords et du fond de la solution de continuité, la déchirure, l'écrasement, le broiement, l'arrachement des chairs. L'écoulement de sang peut être faible ; une artère même importante peut être atteinte sans qu'il y ait hémorragie ; cela tient à ce que dans les plaies contuses les vaisseaux ne sont plus coupés ni piqués, mais déchirés, machurés, écrasés et souvent complètement oblitérés. Les plaies contuses comprennent toutes les plaies par projectile ou par fragments et éclats de projectile.

Etendue. Les plaies peuvent être plus ou moins étendues ; elles sont superficielles ou profondes, et atteignent parfois les organes les plus profondément situés.

Complications. 1° Parmi les plaies, les unes sont *simples* et n'intéressent que la peau et les muscles (les chairs), les autres atteignent à la fois des organes plus importants, parmi lesquels les gros *vaisseaux sanguins* doivent être rangés en première ligne, en raison du redoutable accident auquel leur blessure peut donner lieu (voir *hémorragie*).

2° Les plaies de guerre sont fréquemment compliquées de *fractures* ou fracas des os (voir *fractures*).

3° Enfin il peut y avoir *ouverture des cavités du corps et blessure des organes qu'elles renferment.*

a) Le brancardier soupçonnera l'ouverture d'une *articulation*, toutes les fois que la plaie sera située dans le voisinage d'une jointure.

b) Les plaies correspondant à la poitrine peuvent atteindre les *poumons* ou *leur enveloppe* (la *plèvre*). Pareilles blessures s'accompagnent d'une gêne de la respiration, d'oppression, de crachement de sang.

Les plaies du *cœur* sont rapidement mortelles.

c) Quand une plaie située au bas-ventre a ouvert la *cavité abdominale*, il y a douleur vive dans le bas-ventre, issue d'une masse ayant l'apparence de graisse *(épiploon)* ou d'une partie de l'*intestin*, écoulement de matières alimentaires, etc.

d) Une plaie à la tête avec fracture du *crâne* peut être accompagnée de la sortie de matière cérébrale.

Toutes ces complications offrent une gravité exceptionnelle et les blessés qui les présentent se trouvent souvent en syncope ou dans un état de commotion et de stupeur.

4° *Corps étrangers.* — Des corps étrangers divers (balle, fragment de projectile, etc.) peuvent pénétrer et séjourner dans les plaies. C'est là une complication dont le brancardier ne doit pas s'occuper et dont la gravité a toujours été exagérée ; le brancardier rendra service au blessé en le rassurant à ce sujet. Nous recommandons formellement de n'enlever un corps étranger qu'autant qu'il se présente pour ainsi dire de lui-même. Le brancardier ne devra *jamais* explorer une plaie ; cette opération aggrave toujours l'état de la blessure, et peut entraîner les accidents les plus redoutables.

b) *Ablation des membres.*

Les gros projectiles (obus) ou leurs fragments arrachent parfois un membre en totalité ou en partie.

c) *Autres blessures.*

Ce sont : les *contusions* produites par le choc d'un

projectile ou tout autre corps vulnérant qui déchire ou broie les tissus profonds sans diviser la peau. Elles sont très graves quand elles atteignent les organes internes ;

Les *fractures simples* ou fractures sans plaie. Elles réclament les mêmes soins que les fractures avec plaie ;

Les *entorses* ; rarement les *luxations* ou déboîtements des os.

B. PREMIERS SOINS A DONNER A LA BLESSURE.

I. *Arrêter l'hémorragie.*

Les premiers soins que le brancardier doit donner à la blessure ont pour but de combattre les *accidents qui mettent la vie en danger.*

Parmi les accidents immédiats des plaies, le plus important est assurément l'écoulement du sang ou *hémorragie.*

Toute plaie est accompagnée d'un écoulement sanguin ; d'ordinaire léger et peu considérable, celui-ci ne prend de l'importance que lorsqu'il est continu et abondant. Dans les plaies de guerre les hémorragies sont fréquentes ; leur importance et leur gravité sont considérables. Un grand nombre de blessés succombent sur le champ de bataille à la suite d'hémorragie, faute d'avoir été secourus à temps. Il est démontré en outre que la perte de sang, en affaiblissant le blessé, place celui-ci dans les conditions les plus défavorables pour la guérison.

Il y a donc urgence à arrêter les hémorragies sur le champ de bataille et nécessité pour le brancardier de connaître les moyens qu'il faut employer pour arriver à ce but.

Nature de l'hémorragie. — Le sang circule dans le corps humain dans deux espèces de canaux ou *vaisseaux* : les *artères* et les *veines*. Les artères conduisent le sang du cœur dans les différentes régions et les différents organes du corps. Les veines ramènent le sang au cœur.

Quand un vaisseau est blessé, c'est-à-dire ouvert, le sang se répand au dehors, il se produit une *fuite*.

La quantité de sang qui s'écoule par une plaie dépend principalement du volume et de la nature des vaisseaux divisés.

Il importe pour le brancardier de connaître au moins approximativement le *trajet des principaux vaisseaux* afin de pouvoir par le siège même d'une plaie préjuger la possibilité d'une blessure vasculaire importante. Au membre supérieur, les vaisseaux principaux sont situés dans l'aisselle, longent le côté interne du bras, passent au pli du coude, suivent la face antérieure de l'avant-bras et arrivent dans la paume de la main. Au membre inférieur, ils passent au pli de l'aine, contournent le côté interne de la cuisse pour se placer dans le creux du jarret ; à la jambe, ils sont profondément logés.

Des vaisseaux importants et volumineux se trouvent vers les parties latérales du cou. A la face, une artère d'un certain calibre passe à la tempe, une autre vers le milieu de chacune des moitiés de la mâchoire inférieure. Au tronc, les gros vaisseaux sont profondément situés et rarement atteints.

Les plaies situées sur le trajet des gros vaisseaux méritent toujours la plus grande attention de la part du brancardier ; lors même qu'elles ne saignent pas au moment de l'examen, il faut songer à la possibilité de la blessure d'un vaisseau important : il faut y songer surtout dans les cas où le blessé se trouve en état de syncope. Cet état, souvent dû à la perte du sang, a pour effet d'arrêter l'hémorragie, et fréquemment celle-ci se reproduit au moment où le blessé revient à lui.

Il est de la plus grande importance de reconnaître la *nature* des vaisseaux blessés.

Dans les artères, le sang circule avec force sous l'impulsion directe du cœur ; dans les veines, la pression sanguine est faible. Le sang s'échappera avec force par une plaie artérielle. Lorsque l'hémorragie provient d'une artère, le sang jaillit habituellement en jets saccadés, réguliers, intermittents, correspondant au pouls et plus ou moins volumineux suivant l'importance du vaisseau atteint ; quelquefois, il est lancé à une grande distance. Quand le sang provient d'une veine, il s'écoule lentement, en bavant ou en jet continu non saccadé.

S'agit-il d'une artère ; l'ouverture en raison de la structure du vaisseau, reste béante comme un tube de caoutchouc, et l'écoulement du sang n'a aucune tendance à s'arrêter spontanément ; s'agit-il d'une veine, le conduit dont les propriétés sont différentes, s'affaise, et l'hémorragie cède facilement.

Le sang des artères est rouge vermeil, celui des veines est rouge foncé.

Si les deux espèces de sang sont mélangées ou si la

profondeur, le trajet étroit ou irrégulier, les anfractuosités de la plaie ne permettent pas de constater la manière dont se fait l'écoulement sanguin, on peut reconnaître la nature de l'hémorragie en comprimant le membre blessé au-dessus ou au-dessous de la blessure. Un lien suffisamment serré placé au-dessus de la blessure, entre elle et le cœur, empêchera le sang d'arriver des régions centrales vers la blessure, mais il sera sans action sur le sang qui vient de l'extrémité du membre. En conséquence, si l'hémorragie est artérielle elle diminuera ou s'arrêtera ; si elle est veineuse, elle continuera ou même augmentera.

Placé au-dessous de la plaie, le lien produit l'effet inverse, il arrête l'écoulement du sang qui provient des veines, c'est-à-dire l'hémorragie veineuse et reste impuissant contre l'hémorragie artérielle.

Les *moyens* que le brancardier devra *employer* pour arrêter une hémorragie sont : 1° la *compression dans la plaie* ; 2° la *compression de l'artère principale* au-dessus de la plaie, c'est-à-dire entre elle et le cœur.

A. *Compression dans la plaie.*

a) Avec les doigts. Quelques chirurgiens conseillent encore la *compression dans la plaie avec les doigts* ; mais cette pratique est absolument mauvaise, condamnée par les principes de la chirurgie moderne, qui défend formellement de *toucher* les plaies. Aussi ne doit-elle plus être employée que dans des cas *tout à fait exceptionnels*, où le sang jaillit abondamment au fond d'une plaie et où il n'y a pas une seconde à perdre. Le brancardier portera directement, mais avec douceur et sans brutalité, un ou deux doigts dans la plaie à la profondeur voulue, sur le point d'où provient le sang et exercera une pression légère mais suffisante pour en arrêter l'écoulement.

S'il ne voit pas immédiatement le point d'où jaillit le sang, il comprimera un instant la plaie avec une compresse ou un linge *propre* ; en soulevant ensuite rapidement ce linge, il est rare qu'il ne puisse se rendre compte du point où le doigt devra être appliqué. La compression avec les doigts doit toujours être remplacée le plus tôt possible par un autre moyen.

b) *Tamponnement.* — Il consiste à combler la plaie à l'aide de petits tampons de coton salycilé (voir *objets de pansement)*, et à défaut, de coton ou d'ouate ordinaire, d'une éponge neuve soigneusement lavée, d'un morceau d'amadou, etc. Les dimensions des tampons employés, leur nombre dépendront de l'étendue, de la forme et de la profondeur de la plaie.

Pour pratiquer méthodiquement le tamponnement, le brancardier comprimera un instant la plaie avec un linge propre, afin d'éponger celle-ci et de reconnaître le point d'où s'écoule le sang. Il remplacera ensuite le linge par un premier tampon ; pendant qu'il maintient celui-ci, il en glisse un second, puis un troisième et ainsi de suite ; les tampons doivent être régulièrement superposés de manière à remplir exactement la plaie et à produire une compression uniforme. Ils doivent non-seulement combler la plaie, mais encore en surmonter les bords ; on les recouvrira d'une ou de plusieurs lames de coton ou d'ouate, enfin on fixera le tout solidement par quelques tours de bande, à défaut par un mouchoir, ou une cravate. Si le brancardier

a à sa disposition une bande élastique, il l'emploiera
avec grand avantage pour fixer le tamponnement.

Si le brancardier manque des objets nécessaires pour
pratiquer le tamponnement comme il vient d'être dit,
il peut employer de l'étoupe, de la mousse, de l'herbe,
etc. Il est nécessaire, en pareil cas, d'enfoncer au préalable dans la plaie avec le doigt indicateur une com-

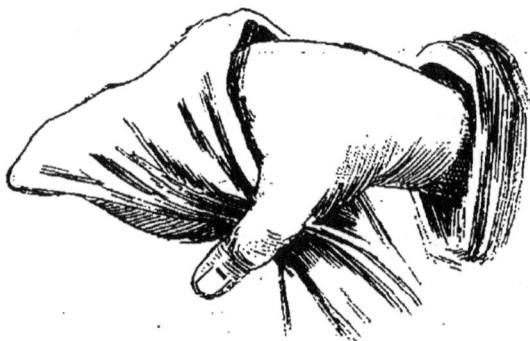

Fig. 5.

presse, un linge formant doigt de gant (fig. 5); le
cul-de-sac formé sera ensuite rempli par la substance destinée à effectuer le tamponnement, et le tout
maintenu pour le mieux à l'aide d'une cravate ou d'un
mouchoir.

Le tamponnement ne constitue qu'un moyen provisoire et devra être enlevé le plus tôt possible par le chirurgien, car le sang ne pouvant plus s'écouler au dehors de la plaie, peut s'infiltrer dans la profondeur des
tissus et déterminer des accidents. Le brancardier
signalera au chirurgien les blessés qu'il a tamponnés.

Les moyens *adjuvants* consistent à saupoudrer le linge, le coton avec des poudres dites *hémostatiques* (alun, tannin, colophane, etc.), ou à imbiber ces pièces avec un *liquide hémostatique* (eau de Pagliari.) Ces substances ne doivent être employées que si le tamponnement ordinaire et bien fait ne réussit pas. Il importe de signaler les abus qu'on fait du perchlorure de fer ; cette substance salit les plaies, les irrite, rend difficile au chirurgien la recherche ultérieure des vaisseaux et est loin d'être infaillible.

B. *Compression de l'artère principale entre la plaie et le cœur.*

La compression de l'artère principale entre la plaie et le cœur a pour but d'empêcher le sang d'arriver dans l'artère blessée.

Elle ne devient efficace que si l'on comprime l'artère en un point où elle est à la fois située superficiellement, facile à atteindre, et où elle repose sur un plan osseux fournissant un point d'appui. S'il n'y a pas de plan résistant derrière le vaisseau, celui-ci fuit sous le doigt et échappe à la compression.

Choix du lieu où il faut comprimer les artères principales. — Aux membres supérieurs et inférieurs, quel que soit le siège de la blessure, la compression doit être faite vers la racine du membre ; au bras, pour le membre supérieur ; à la cuisse, pour le membre inférieur.

Membre supérieur. — 1° Jusqu'au pli du coude le membre supérieur n'a qu'une seule artère, elle vient du creux de l'aisselle, se dirige le long du côté interne du bras vers le milieu du pli du coude ; on la comprime un peu au-dessus du milieu du bras. En cet endroit elle passe au côté interne du muscle biceps que tout le monde connaît et elle se trouve aisément; située près de l'os du bras, elle est facile à comprimer (fig. 6).

L'artère principale du bras ou *artère humérale* est comprimée pour arrêter les hémorragies dans les plaies de la partie inférieure du bras, du coude, de l'avant-bras, du poignet, de la main.

2° A partir du pli du coude l'artère humérale se divise en artère *radiale* et artère *cubitale*; aussi, dans les hémorragies des plaies de la main, la compression peut-elle être faite au-dessus du poignet, sur l'artère radiale, à l'endroit où l'on a l'habitude de sentir le pouls; sur l'artère cubitale en un point à peu près symétriquement placé par rapport à l'axe du membre.

3° A la racine du cou, au-dessus de la clavicule, à peu près au-dessus du milieu de cet os (fig. 9) on peut atteindre mais non sans difficulté le tronc de l'artère *sous-clavière* qui se continue dans l'aisselle avec l'artère du bras.

Membre inférieur. — L'artère principale du membre inférieur, artère *fémorale* ou *crurale*, passe au milieu du pli de l'aine. En ce point elle est peu profonde et située au-devant d'un plan osseux formé par la ceinture des os du bassin, ce qui la rend facile à comprimer (fig. 7). Du pli de l'aine, l'artère fémorale gagne peu à peu le côté interne de la cuisse, pour se placer dans le creux du jarret. On peut encore l'atteindre le long de la cuisse et la comprimer contre l'os fémur, mais plus on s'éloigne du pli de l'aine, plus la compression devient difficile.

Dans toute plaie du membre inférieur accompagnée

d'hémorragie, la compression artérielle se fait au pli de l'aine.

Cou. — De chaque côté du cou se trouve une artère importante, *l'artère carotide* que l'on peut atteindre à peu près vers le milieu du bord antérieur d'un muscle dirigé de haut en bas et d'arrière en avant, muscle qui fait saillie comme une grosse corde lorsqu'on tourne la tête du côté opposé. La compression s'opère d'avant en arrière contre la colonne vertébrale (fig. 8).

Face. — L'artère des parties superficielles de la face, *artère faciale*, passe de chaque côté, à peu près au devant du milieu du bord inférieur de la mâchoire inférieure, au-devant d'une saillie musculaire facile à sentir quand on serre fortement les mâchoires.

Une autre artère de quelque importance est située à la tempe et passe au-devant de l'oreille (*artère temporale*).

Les autres artères du corps sont trop difficiles à trouver pour que le brancardier puisse avoir à s'en occuper.

Manière de pratiquer la compression des artères principales. — La compression se pratique soit *avec les doigts (compression digitale)*, soit avec des *appareils spéciaux (compression mécanique)*.

1° *Compression avec les doigts.* — Pour faire la compression de l'artère principale aux membres supérieur et inférieur, le blessé doit être couché ; le brancardier se place à côté du blessé, en dehors du membre et prend la position qui lui est la plus commode pour tenir sans fatigue ni effort, sa main à la hauteur du point où il doit pratiquer la compression. Il place l'extrémité palmaire des doigts sur le trajet que suit l'artère, parallèlement

à la direction du vaisseau et perpendiculairement
au plan osseux comtre lequel il doit comprimer ; il
appuie ensuite progressivement jusqu'à ce qu'il per-
çoüve les battements du vaisseau. Si du premier coup

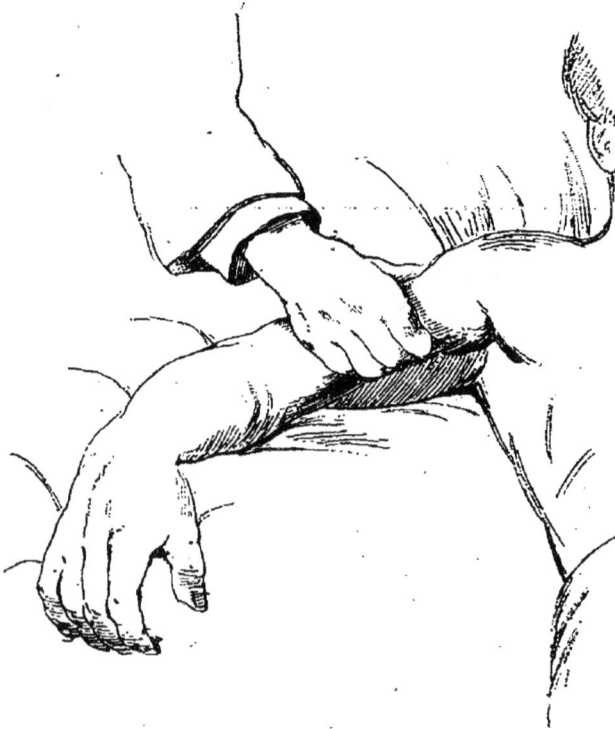

Fig. 6.

il ne les rencontre pas, il déplacera légèrement les doigts
soit un peu plus en dedans, soit un peu plus en dehors
et ne manquera pas de les sentir.

L'artère trouvée, les quatre derniers doigts ne quittent
plus le vaisseau ; le pouce prend point d'appui sur le
côté opposé du membre. On presse ensuite graduelle-

ment et d'une façon continue, jusqu'à ce que l'écoulement hémorragique soit arrêté.

C'est ainsi que l'on procède pour comprimer l'*artère
humérale* et l'*artère fémorale* (fig. 6 et 7).

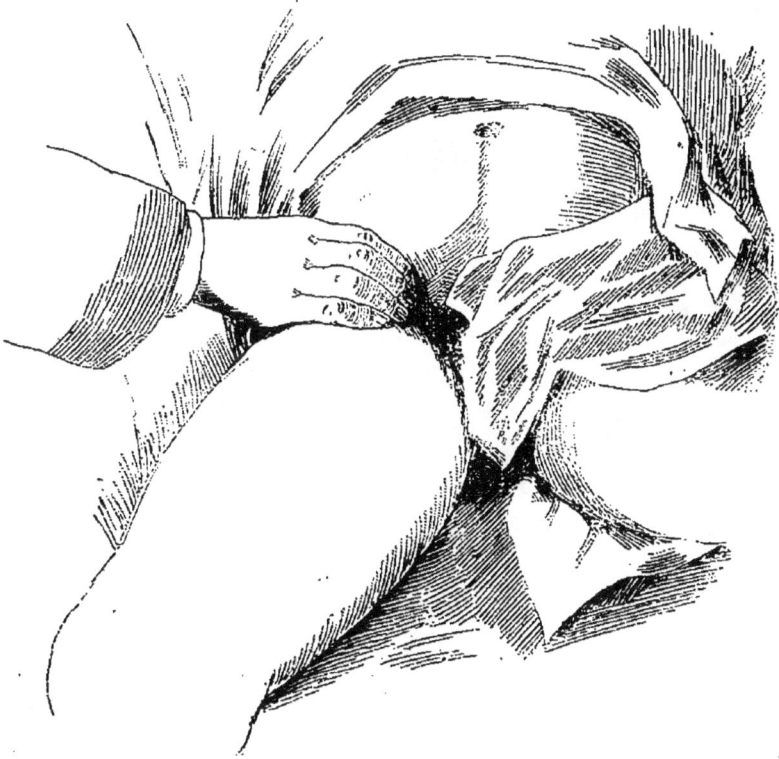

(fig. 7.)

La compression doit toujours être faite *perpendiculairement* au plan osseux contre lequel l'artère est
refoulée. La force déployée pour obtenir une bonne
compression n'a pas besoin d'être considérable pourvu

qu'elle se fasse directement sur l'artère au point voulu et dans une direction convenable. Un brancardier exercé soutiendra la compression pendant un temps assez long sans se fatiguer, sans que ses doigts s'engourdissent; celui qui est inexpérimenté dépensera inutilement ses forces, se fatiguera vite et sans aucun résultat.

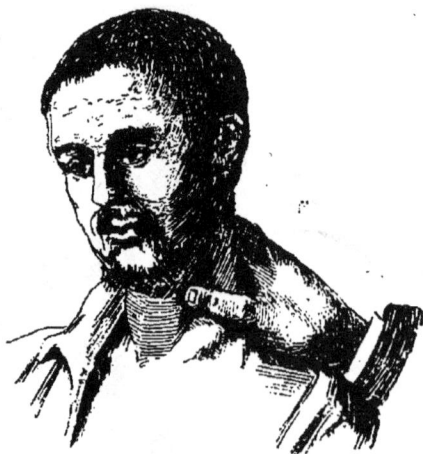

Fig. 8.

La compression artérielle est d'une application difficile dans les autres régions et généralement remplacée par la compression dans la plaie. Cependant l'artère du cou (artère carotide) peut être comprimée par le même procédé ou encore avec le pouce appliqué sur le vaisseau et appuyant perpendiculairement contre la colonne vertébrale, le reste de la main prenant un solide point d'appui sur la face postérieure du cou (fig. 8).

La compression de *l'artère sous-clavière* au-dessus de la clavicule est difficile et réussit rarement (fig. 9).

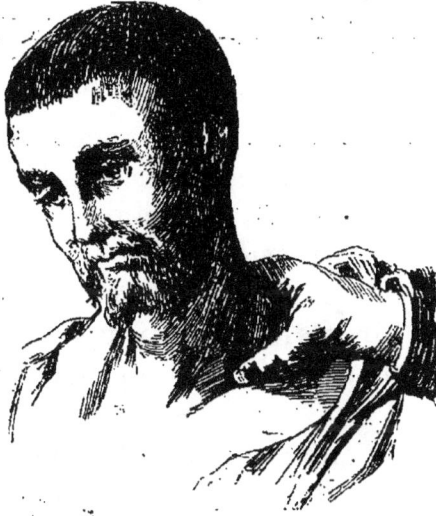

Fig. 9.

2° *Compression mécanique*. — La compression avec les doigts de l'artère principale d'un membre ne peut être longtemps continuée ; elle est impossible pendant un trajet ; il est donc utile de savoir la remplacer par la *compression mécanique*.

Bien des appareils ont été imaginés pour obtenir la compression mécanique. Ils offrent tous des inconvénients, mais, quoique défectueux, ils doivent être connus du brancardier, afin que celui-ci puisse y avoir recours en cas de besoin. Nous décrirons les plus usités d'entre ces appareils : le *garrot*, le *compresseur à pelote*, la *bande élastique d'Esmarch*, ou *bande hémos-tatique*, le *tourniquet* à *baguettes*, la *pelote à baguette*.

1° *Garrot*. Le garrot est un appareil d'une extrême simplicité qui peut être improvisé instantanément et en tout lieu.

Il se compose : *a)* d'un corps dur autant que possible arrondi, que l'on place sur le trajet de l'artère ; on peut employer un globe de bande, une compresse repliée sur elle-même de façon à présenter un petit volume et une résistance suffisante ; un bouchon, un morceau de bois grossièrement arrondi, un caillou arrondi enveloppé dans une compresse, etc.

b) D'un lien circulaire résistant, tel que mouchoir, cravate, bande, courroie, etc., qui maintient le corps comprimant.

Une manière avantageuse de fixer le corps comprimant est d'avoir recours à une bretelle à boucle. Les figures 10 et 11 représentent un garrot improvisé avec une bande roulée et une bretelle à boucle, appliqué sur l'artère humérale (fig. 10), et sur l'artère fémorale (fig. 11).

Si le brancardier possède une *bande élastique*, celle-ci pourra lui être fort utile. Le corps comprimant sera maintenu à la place voulue par des tours circulaires exécutés avec la bande autour du membre. En faisant passer l'extrémité terminale sous les derniers tours de bande, l'appareil sera solidement fixé. La bande hémostatique de Nicaise qui se trouve dans la giberne du brancardier est très recommandable à cause de son mode de fixation (voir *Bande élastique*).

Quand on emploie un mouchoir ou une cravate, on assujettit l'appareil compresseur à l'aide d'un nœud, qui doit être placé à l'opposé du corps qui comprime. Ce mode de fixation ne suffit pas toujours pour arrêter l'hémorragie. On glisse alors sous le lien au niveau du nœud un corps solide assez résistant un peu long

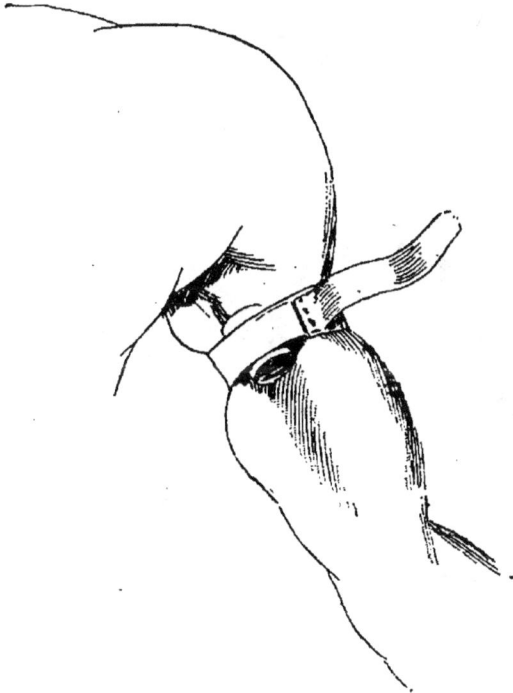

Fig. 10

(un bâtonnet, par exemple), que l'on tourne de façon à tordre le lien jusqu'à ce que la compression soit suffisante (fig. 12). Pour empêcher le lien de se détendre, il faut avoir soin de fixer le bâtonnet soit avec les bouts libres de la cravate, soit avec un bout de ficelle, ou tout autre moyen. Quand la tige est flexible, on peut l'engager sous le lien. Pour protéger la peau à l'endroit où se fait la torsion, on interpose entre elle

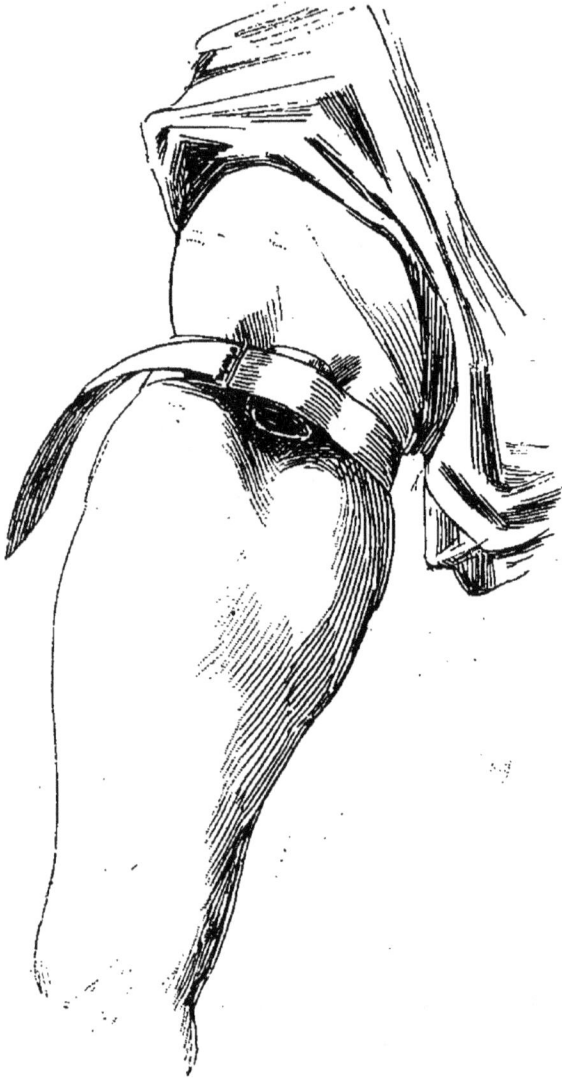

Fig. 11.

et le lien un corps protecteur (plaque de cuir ou de carton, plaque de ceinturon, morceau d'écorce, etc.)

Le garrot appliqué au-dessus de la blessure peut
suspendre la circulation artérielle lans le segment
du membre situé au-dessous, mais ilprésente le grave

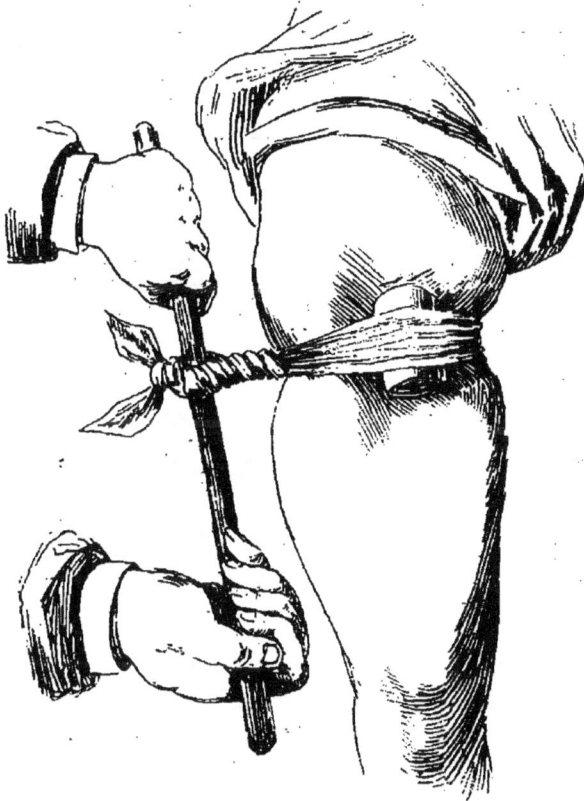

(fig. 12.)

inconvénient de s'opposer à la circulation veineuse et
de produire un gonflement parfois considérable du
membre.

2° *Compresseur à pelote.* — Il se compose d'une pelote compressive et d'une lanière élastique attachée à

la pelote; celle-ci s'applique sur le trajet de l'artère, puis est maintenue en place par la lanière élastique qui fait le tour du membre et se fixe à une boucle que porte la pelote (fig. 13).

Cet appareil a le même inconvénient que le garrot; il exerce une constriction circulaire qui peut déterminer l'enflure du membre.

3° La *bande élastique d'Esmarch* peut également servir. En entourant la racine du membre par plusieurs

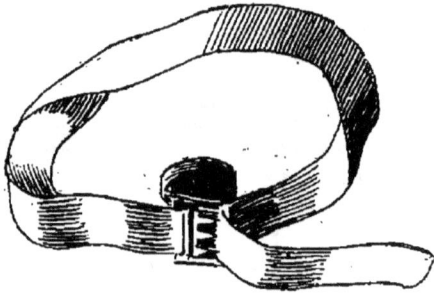

Fig. 13.

tours circulaires faits avec une bande élastique modérément tendue et en fixant la bande de manière qu'elle ne puisse revenir sur elle-même, on obtient une constriction suffisante pour suspendre l'arrivée du sang artériel. Houzé de l'Aulnoit a cherché à réglementer la bande de manière à ce qu'il faille faire autour du bras quatre tours, autour de la cuisse trois tours et demi pour obtenir l'interruption de la circulation artérielle. On fixe la bande avec une épingle ou mieux en passant son extrémité sous le dernier tour. Nicaise a adapté à la bande élastique un mode de fixation à la fois simple et pratique. La bande élastique de Nicaise porte à son extrémité un petit crochet qui s'engage dans de petits anneaux solidement fixés à la bande (fig. 14).

La bande élastique, lorsqu'elle est bien appliquée.

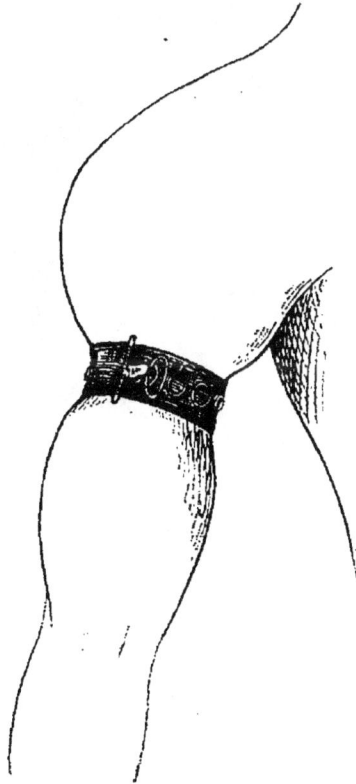

Fig. 14.

arrête l'hémorragie et permet d'attendre l'arrivée du chirurgien ; mais elle présente le même inconvénient que tous les autres liens qui exercent une constriction circulaire autour d'un membre.

4° Le *tourniquet à baguettes* (fig. 15) est un appareil simple et facile à improviser. Il se compose de
deux baguettes lisses, arrondies, un peu plus longues

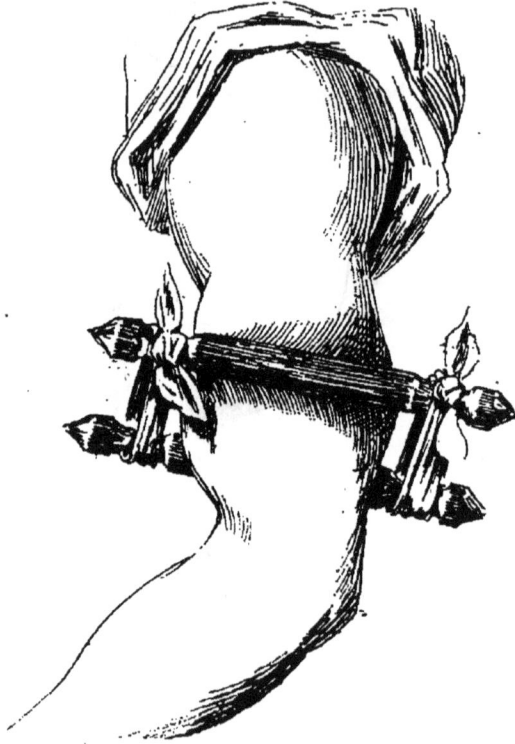

Fig. 15.

que le diamètre du membre et dans les deux extrémités
desquelles on entaille une légère encoche; les deux
baguettes sont attachées ensemble par l'une de leurs extrémités au moyen d'un bout de bande, d'une ficelle, ou

d'une compresse de manière à laisser entre elles un écartement un peu moindre que le diamètre du membre. L'appareil est passé comme une fourche autour du membre, de telle sorte que l'une des baguettes s'applique sur le trajet de l'artère, l'autre du côté opposé ; on rapproche ensuite les deux extrémités libres en exerçant une pression suffisante pour intercepter la circulation et on les réunit à leur tour au moyen d'un bout de bande ou d'une ficelle.

Cet appareil n'offre pas l'inconvénient de comprimer toute la circonférence du membre. Il réussit pour comprimer l'artère brachiale, mais il est moins efficace pour interrompre le circulation du sang dans l'artère fémorale.

5° La *pelote* à *baguette* est surtout recommandable pour la compression de l'artère fémorale. Elle consiste en une baguette de 30 centimètres de longueur environ, autour du milieu de laquelle on enroule une bande d'une certaine largeur. Pour appliquer l'appareil, on place la baguette parallèlement au pli de l'aine, de façon que la bande qui forme pelote compressive corresponde au trajet de l'artère fémorale. L'appareil est fixé par des tours de bande passant alternativement sur la face postérieure de la cuisse et autour du bassin.

En serrant les tours de bande suffisamment, l'appareil comprime l'artère fémorale contre le plan osseux sous-jacent et interrompt la circulation dans le membre inférieur.

Quel que soit le mode de compression mécanique employé, le brancardier ne devra jamais négliger de s'assurer de l'arrêt de l'hémorragie dans la plaie. Il devra continuellement surveiller la compression, car les appareils se dérangent tous très facilement. Si l'hémorragie reparaît, il faut défaire l'appareil compresseur pour l'appliquer à nouveau.

C. *Autres moyens pour combattre les hémorragies.*

1° *Repos.* Les contractions musculaires favorisent le cours du sang. Eviter les mouvements est donc un moyen de ralentir la marche du sang et par conséquent de diminuer et d'arrêter une hémorragie.

2° *Position. Elévation du membre.* — Le sang qui circule dans les vaisseaux, notamment dans les veines se trouve sous l'influence de la pesanteur ; de là la nécessité d'élever un membre pour diminuer une hémorragie veineuse.

L'expérience a démontré que l'élévation d'un membre peut également arrêter une hémorragie artérielle. C'est pour ce motif que nous recommandons de toujours élever un membre avant d'appliquer le garrot ou tout autre appareil compresseur.

3° *Flexion forcée.* — Les hémorragies qui accompagnent les plaies [de la main et de l'avant-bras peuvent être arrêtées en fléchissant très fortement, autant que possible, l'avant-bras sur le bras. Les parties molles du pli du coude en s'aplatissant les unes contre les autres, compriment les vaisseaux et les rendent imperméables au sang.

3° Le *froid.* — Le froid resserre les vaisseaux et diminue la quantité de sang dans les parties exposées à son action ; de plus, il *coagule* le sang sorti des vais-

seaux, et les caillots, ainsi formés, peuvent obstruer
l'ouverture d'un vaisseau. L'exposition d'une plaie à l'air
froid, l'application de neige, de glace, d'eau froide,
l'immersion du membre blessé dans l'eau froide d'une
rivière, d'un étang, sont autant de moyens pour arrêter
les hémorragies.

D. *Conduite à tenir en face d'une hémorragie.*

Dans les cas d'*hémorragie légère*, recommander le
repos, élever le membre, faire des applications froides,
appliquer un pansement compressif et pratiquer le
tamponnement.

En face d'une *hémorragie grave*, il n'y a pas un
instant à perdre; la vie du blessé est entre les mains du
brancardier.

La blessure siège-t-elle aux *extrémités*, le brancardier devra immédiatement pratiquer la compression
digitale sur l'artère principale du membre. Il remplacera ensuite la compression avec les doigts par une
compression mécanique (garrot, bande élastique, compresseur à pelote, tourniquet à baguettes). Il s'assurera
que le compresseur est exactement appliqué sur le
trajet du vaisseau et remplit le but. Pour plus de
sûreté, il pratiquera en outre le tamponnement de la
plaie.

Lorsque la blessure siège sur les parties latérales ou
à la base *du cou*, le brancardier comprimera *directement dans la plaie* avec les doigts jusqu'à l'arrivée du
chirurgien appelé sur-le-champ.

Dans les autres régions, le pansement compressif et

le tamponnement suffisent généralement. Il est à noter
toutefois que pour les plaies pénétrantes de la *poitrine*,
de l'*abdomen*, du *crâne*, il peut y avoir inconvénient
à tamponner pour arrêter une hémorragie ; on risque
de favoriser la production d'une infiltration sanguine
ou d'un épanchement de sang dans les cavités profondes.

Dans toute hémorragie grave , quel que soit le siège
de la blessure, le brancardier, malgré toutes les mesures prises, devra toujours appeler le chirurgien immédiatement.

II. *Soutenir et immobiliser les membres blessés.*

Certaines blessures nécessitent des soins particuliers
en vue du transport du blessé au poste de secours ou à
l'ambulance. Ces soins consistent à *soutenir et à
immobiliser les membres fracturés ou soupçonnés tels*,
ainsi que ceux qui sont atteints de *blessures articu-
laires*.

A. *Fractures.*

On observe en chirurgie de guerre des fractures
sans plaie dites *fractures simples*, mais la plupart
de ces lésions sont *compliquées de plaie*. Il importe
que le brancardier puisse distinguer les blessures dans
lesquelles il y a *fracas des os*. Il lui suffira de savoir reconnaître les fractures des *os des membres* ; quant aux
autres (fractures du crâne, de la colonne vertébrale, des
côtes, du bassin), elles sont trop difficiles à rechercher ;

de plus, leurs fragments offrant moins de mobilité et moins de tendance au déplacement, ces fractures n'exigent pas, en général, l'application d'appareils spéciaux en vue du transport.

Les os des membres peuvent être fracturés en un point quelconque de leur longueur ou à leurs extrémités ; dans ce dernier cas, la fracture peut pénétrer dans la jointure voisine et constituer une *fracture articulaire*.

Signes des fractures. — Les signes principaux auxquels le brancardier reconnaîtra une fracture sont :

1° La *saillie des os à travers la plaie*. Elle s'observe dans un certain nombre de fractures compliquées de plaie.

2° La *déformation du membre*. Sous l'influence de la cause même qui a produit la fracture, des mouvements exécutés volontairement par le blessé, des contractions musculaires provoquées par la douleur, enfin du poids de l'extrémité du membre blessé, les fragments d'un os brisé se déplacent. Leurs extrémités peuvent se placer l'une à côté de l'autre et augmenter l'épaisseur du membre, glisser l'une sur l'autre et le raccourcir, s'incliner l'une sur l'autre et former un angle, tourner l'une sur l'autre et déterminer une torsion du segment périphérique du membre. De là, des déformations diverses du membre fracturé ; celui-ci sera gonflé au niveau de la fracture, ne présentera plus sa rectitude, formera un coude, paraîtra tordu, plus court que le membre sain. Quand dans les membres à deux os (jambe, avant-bras) un seul des os est fracturé, la déformation peut manquer.

3° *La douleur.* — A l'endroit de la fracture, le blessé ressent de la douleur ; celle-ci est exaspérée et rendue intolérable par le moindre mouvement imprimé au membre. On conçoit, en effet, que la plus légère secousse doit avoir pour résultat d'enfoncer les fragments osseux, souvent très pointus, dans les chairs qui les entourent.

4° *L'impuissance du membre.* — Le blessé ne pourra remuer le membre dont l'os est fracturé ; il lui est impossible de le soulever et de s'en servir.

Il existe encore deux autres signes de fracture sur lesquels le blessé attire parfois l'attention du brancardier ou que celui-ci peut avoir occasion de constater, mais qu'il ne doit jamais rechercher. Ce sont :

a) La *mobilité anormale.* — Un membre dont les os sont brisés présente de la mobilité au point fracturé.

b) La *crépitation.* — Les fragments d'un os fracturé en frottant l'un contre l'autre, produisent un bruit de frottement particulier appelé *crépitation.*

Il est facile de comprendre qu'en imprimant des mouvements au membre fracturé pour constater la mobilité anormale, ou en faisant frotter les fragments l'un contre l'autre pour rechercher la crépitation, le brancardier ferait souffrir le blessé inutilement, et augmenterait l'irritation des parties. Il est donc formellement recommandé au brancardier de ne pas rechercher ces signes. Il vaut mieux rester dans le doute et se conduire comme si l'existence de la fracture était démontrée.

B. *Nécessité de l'immobilisation des membres. — Réduction
des fractures.*

Quand l'os d'un membre est brisé, les fragments se
déplacent sous l'influence de causes diverses, en particulier pendant les mouvements. Leurs extrémités souvent fort pointues, en s'enfonçant dans les chairs, non-
seulement provoquent des douleurs vives, mais provoquent des accidents parfois irrémédiables. De là, la
nécessité pour le brancardier de placer le membre dans
une position et une direction naturelles ; en outre, de
le maintenir dans cette situation.

Dans un certain nombre de cas, le membre est peu
déformé ; il suffit alors d'empêcher les déplacements
ultérieurs pendant le transport et pour cela d'immobiliser directement le membre et de le soutenir pour
éviter les déplacements sous l'influence de son propre
poids.

Si le membre fracturé est fortement déformé, le brancardier devra le replacer autant que possible dans la
rectitude, le redresser et *réduire* la fracture avant de
l'immobiliser.

Pour redresser un membre, un premier brancardier
en saisit avec les deux mains la partie située au-dessous de la blessure, le plus loin possible du point où
siège la fracture ; puis exerçant une traction légère
suivant l'axe du membre, il ramène celui-ci lentement,
et avec ménagement dans sa direction normale.

Pendant ce temps, un deuxième brancardier retient
avec les deux mains la partie du membre située au-
dessus de la fracture, pour l'empêcher d'obéir aux efforts

du premier brancardier. Le plus souvent, le poids du corps du blessé suffit pour résister aux tractions faites sur l'extrémité du membre.

Les brancardiers ne devront jamais prolonger ces manœuvres pour chercher à obtenir une réduction exacte de la fracture, que le chirurgien seul pourra obtenir. Ils ne devront point insister, mais immobiliser le mieux possible, même dans une position vicieuse, et surtout bien soutenir les parties.

C. Manière de soutenir et d'immobiliser un membre fracturé. Appareils à fractures.

Les moyens de sustentation et d'immobilisation employés en chirurgie sont nombreux et variés. Dans les ambulances, le brancardier peut être appelé à servir d'aide au chirurgien pour les appliquer. Sur le champ de bataille, il ne les aura jamais à sa disposition, mais il doit être ingénieux et savoir rapidement utiliser toutes les pièces de l'habillement, de l'équipement, de l'armement des hommes blessés, pour soutenir et immobiliser un membre fracturé.

1° *Appareils à attelles.* — Les appareils que le brancardier doit savoir *improviser* rentrent dans la classe des *appareils* dits *à attelles.* Ceux-ci se composent : *a)* de tuteurs, appelés *attelles,* destinés à être placés autour du membre fracturé pour le soutenir, l'immobiliser et lui donner la solidité qu'il a perdue ; *b)* de coussins destinés à être interposés entre le membre et les attelles, afin de rendre la pression de ces der-

4

nières plus uniforme et de l'empêcher de devenir douloureuse ; *c)* de liens pour fixer les attelles.

Les conditions à exiger des *attelles* sont la solidité et
la rectitude. Des planchettes, des lames de carton ou
de métal, des petites branches d'arbre (fig. 16), ou des

Fig. 16.

faisceaux de paille (fig. 17), réunis ensemble au moyen
d'une ficelle, un fourreau de sabre, un fusil, etc., peuvent
être employés pour servir de tuteurs aux membres fracturés. Sous le rapport de leurs dimensions on choisira
des attelles qui, appliquées autour du membre brisé, dé-

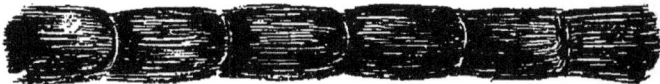

Fig. 17.

passeront en longueur, vers en haut et vers en bas, les
articulations voisines de l'os fracturé ; leur largeur
doit en principe être supérieure au diamètre du
membre ; si les attelles sont plus étroites, il est indispensable de les garnir largement de manière qu'attelle

et garniture soient plus larges que le diamètre du membre.

Les sacs à ambulance renferment des *attelles en bois* et des *attelles en fils métalliques* de dimensions souvent trop faibles.

Une couverture, un morceau de drap d'une capote ou d'une tunique, peuvent remplacer les *coussins* et le coton qui, dans la pratique hospitalière, sont interposés entre les attelles et le membre. La pression des attelles roulées dans un morceau de drap est généralement bien supportée.

Il importe surtout de surveiller la manière dont les attelles sont garnies au niveau des jointures où les extrémités des os présentent des renflements et au niveau de la fracture où les fragments osseux font saillie si la réduction est incomplète, ce qui est le cas le plus fréquent.

Des mouchoirs, des cravates, les bretelles du fusil, les courroies du sac et du hanarchement, sont d'excellents liens contentifs.

Il est difficile de donner des indications sur la *manière de serrer les liens*. La constriction ne doit être ni trop forte ni trop faible. Le brancardier se guidera sur le dire du blessé qui sentira si un lien est trop serré et le fait souffrir, ou s'il est trop lâche ; si le membre n'est pas maintenu, les fragments osseux frottent l'un contre l'autre ou blessent les chairs pendant le soulèvement ou le transport du blessé.

2° *Gouttières.* — On appelle *gouttières* des appareils constitués par un treillis de fil de fer étamé ou galvanisé, de formes diverses en rapport avec celles des membres et différents segments de membre qu'ils sont

destinés à emboiter. Ces appareils sont d'un usage très
répandu dans le traitement des fractures et rendent de
grands services. Il serait à désirer que les brancardiers
en eussent à leur disposition.

Pour installer un membre fracturé dans une gouttière, on en choisit une dont la forme s'adapte à celle
du membre ou du segment de membre fracturé, et on
la garnit avec du linge, du coton, de l'herbe ou tout
autre objet capable d'en adoucir le contact. Cela fait,
on y couche la partie blessée et on l'y fixe à l'aide de
liens contentifs.

Avec deux bâtons ou deux fourreaux de sabre-baïonnette et une couverte, on peut improviser une sorte de
gouttière (gouttière Tourraine) capable de rendre de
grands services. On plie la couverture en lui donnant
une longueur un peu plus grande que celle du membre
blessé, puis on l'enroule latéralement autour des deux
bâtons (fig. 29); le membre est placé dans l'intervalle
des deux rouleaux que l'on serre ensuite au moyen de
liens.

Des tuiles creuses, des chéneaux provenant de maisons incendiées ou bombardées, garnis de paille,
d'une couverture, peuvent également servir comme
gouttières.

Les brancardiers devront appliquer les appareils à
fractures avec la plus grande douceur, sans imprimer
au membre blessé de mouvements inutiles, sans le
soulever inutilement, sans secousses, sans à-coup. Les
vêtements ne sont pas un obstacle à l'application des
moyens d'immobilisation provisoire.

1. *Fractures du membre supérieur*

1° Dans les fractures des os de la *main*, du *poignet* et de *l'avant-bras*, l'avant-bras doit toujours être fléchi à angle droit sur le bras, le poignet un peu plus élevé

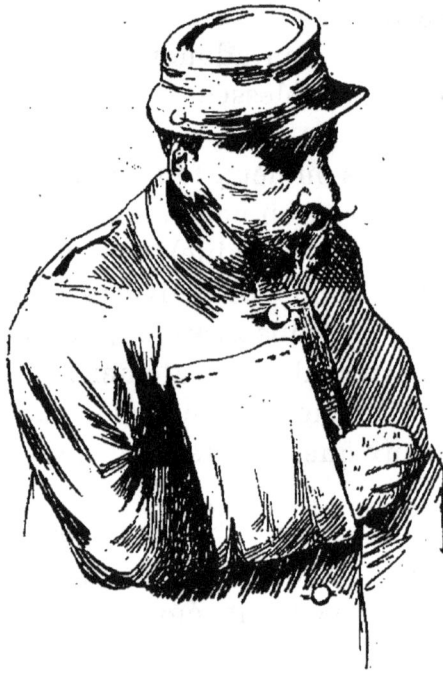

Fig. 18.

que le coude et le membre soutenu dans cette position. Très souvent, le blessé soutient lui-même le membre fracturé avec la main qui est libre et gagne ainsi le poste de secours.

Comme moyen de soutien, le brancardier peut employer : a) la *petite écharpe* (fig. 18). On appelle ainsi une compresse pliée en double, fixée contre la poitrine par deux épingles ou aux boutons de la capote par deux boutonnières improvisées et dans l'anse de

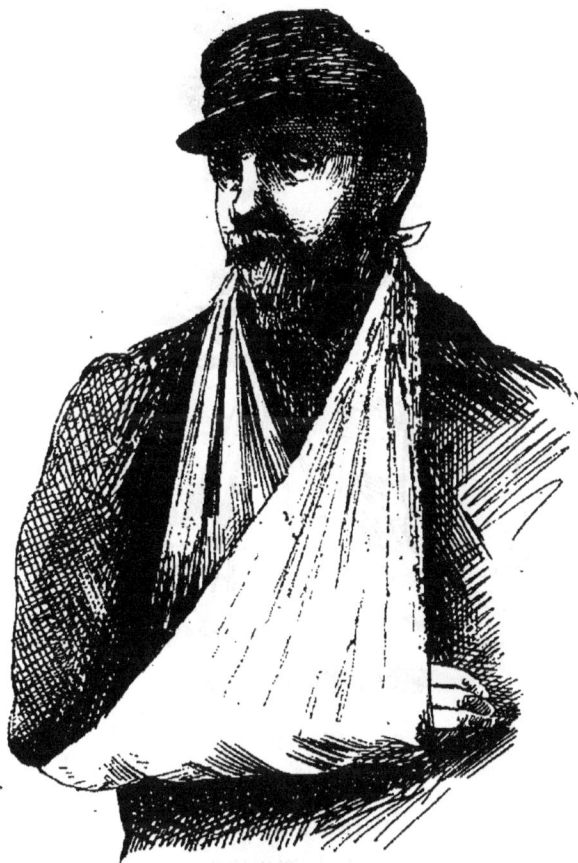

Fig. 19.

laquelle on place la main et le poignet. Un simple mouchoir peut rendre le même service.

b) *L'écharpe ordinaire* (fig. 19). Bandage facile à

iimproviser avec un grand mouchoir plié en forme de triangle. On place le milieu de la base du triangle sous lla main en dirigeant le sommet vers le coude. Les

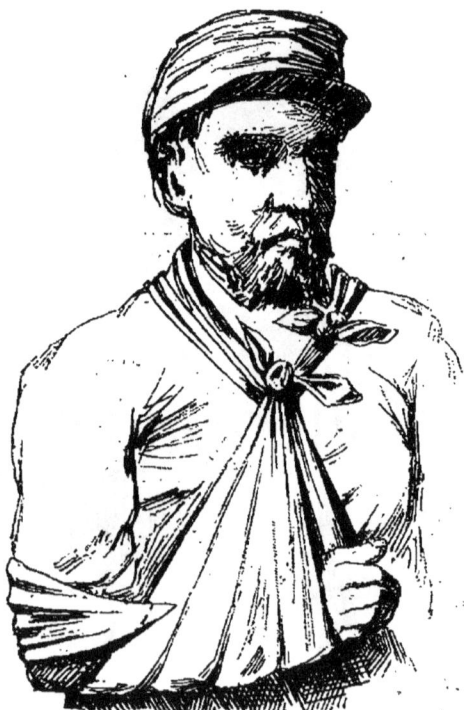

Fig. 20.

e:xtrémités passent l'une, l'antérieure, sur l'épaule du ciôté sain, l'autre, la postérieure, sur l'épaule du côté bilessé ; elles sont nouées ensemble derrière la nuque, dle manière que le bandage soutienne l'avant-bras flléchi à une hauteur convenable.

Si l'on ne dispose pas d'un mouchoir ou d'un linge aissez grand pour que les extrémités puissent être ramenées sur la nuque, on fixe ces extrémités à un

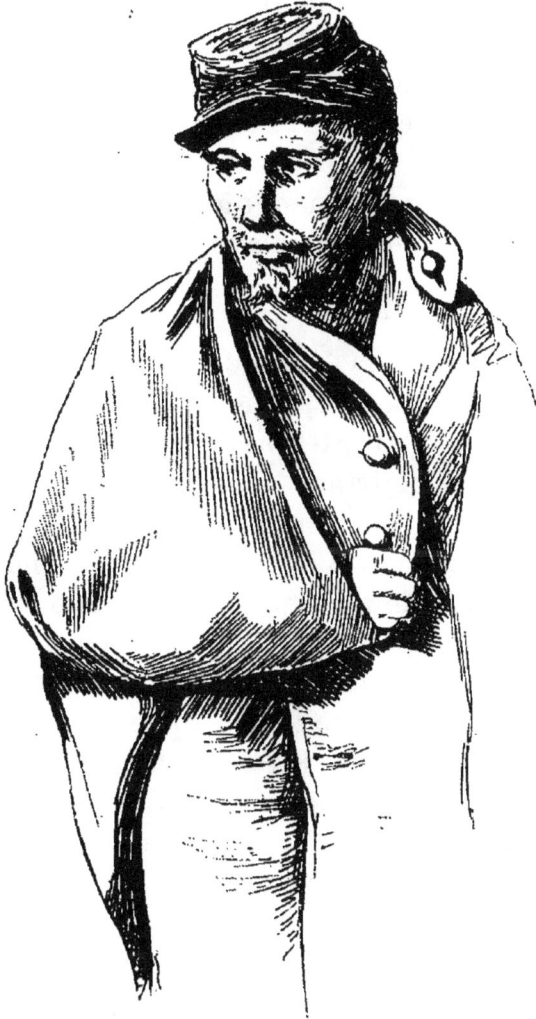

Fig. 21.

deuxième mouchoir passé en anse autour du cou.
(Écharpe composée) (fig. 20).

Si le blessé est fantassin, le pan de la tunique ou de

la capote peut fournir une écharpe. On boutonne la capote du côté opposé au membre blessé ; puis, appuyant l'avant-bras fléchi contre la poitrine, on relève le pan de la capote du même côté, et on le fixe par la boutonnière de son extrémité au bouton de l'épaulette du côté opposé ou au premier bouton du plastron (fig. 21). Le pan du dolman du cavalier relevé peut également servir ; on le fixe avec des épingles ou par une boutonnière improvisée.

On peut encore soutenir l'avant-bras avec la manche de la veste ou de la tunique. Celle-ci sera fendue le long de la couture, puis ramenée d'arrière en avant par-dessous l'avant-bras et son extrémité fixée sur le devant de la poitrine.

Enfin, on peut soutenir la main et le poignet, en les engageant entre les deux plastrons de la capote ou de la tunique : pour cela, déboutonner la tunique de haut en bas jusquà la hauteur de la main, en écarter un des côtés le plus possible en dehors, placer la main et le poignet contre le côté opposé, les assujettir en boutonnant de nouveau. En déboutonnant la tunique vers son milieu seulement pour passer la main dans l'ouverture, on occasionne facilement de la douleur.

c) *Attelle.* — En cas de blessure grave, la main, le poignet, l'avant-bras, doivent être soutenus par une attelle (planchette ou autre). Celle-ci étant garnie de coton, de linge, ou de tout autre corps mou, (herbe, mousse, par exemple), on la place sous l'avant-bras que l'on fixe sur elle à l'aide d'une bande, ou de deux mouchoirs pliés en cravate ; le tout sera soutenu par une écharpe.

2° Dans les *blessures du coude* compliquées ou non

de fracture, il importe encore de bien soutenir la partie
atteinte. L'avant-bras sera fléchi, rapproché du corps
et soutenu par les moyens indiqués précédemment ; il
faut avoir soin en outre de bien soutenir le coude.

Pour cela, une grande *écharpe* est nécessaire et il est
utile d'en replier la pointe au-devant du coude (fig. 22).

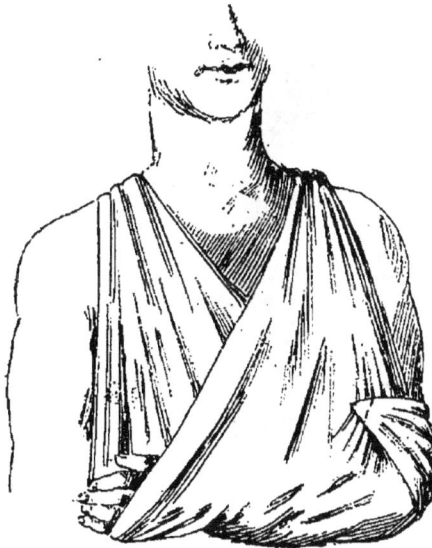

Fig. 22.

On peut encore avoir recours au pan de la tunique
relevé avec la recommandation, en cas de fracture du
coude, de ne pas trop relever celui-ci pour ne pas trop
rapprocher les fragments et les presser l'un contre
l'autre.

En cas de *blessure grave*, l'avant-bras peut être
placé dans l'extension et tout le membre supérieur

immobilisé par deux attelles bien garnies appliquées
l'une en dedans, l'autre en dehors, et fixées par deux
mouchoirs ou deux cravates, comme on le fait pour la
fracture de jambe.

3° En cas de *fracture du bras*, un brancardier saisit
le membre au niveau du coude ; tirant légèrement et

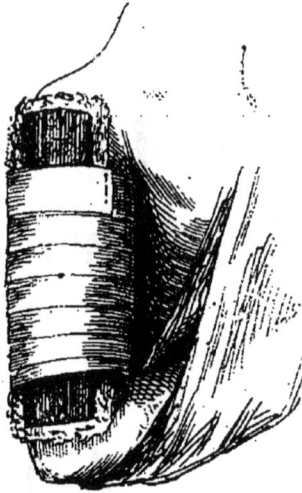

Fig. 23.

prudemment sur le bras, il le rapproche doucement et
sans secousse vers le tronc, puis il fléchit l'avant-bras
sur le bras. Pendant ce temps, un deuxième brancardier maintient l'épaule pour résister à la traction
exercée par le premier brancardier. Pour soutenir et
immobiliser le membre, l'avant-bras fléchi doit être
assujetti par une grande écharpe (fig. 19 et 22). Quant
au bras, il peut être maintenu contre le corps à l'aide
d'une large compresse, ou d'un grand mouchoir dont

les extrémités sont fixées avec des épingles l'une en
avant et l'autre en arrière sur la poitrine.

Si ce mode d'immobilisation n'est pas suffisant, on
place sur la face externe du bras une *attelle* en bois,
en fil de fer ou autre, garnie d'une couche d'ouate, par

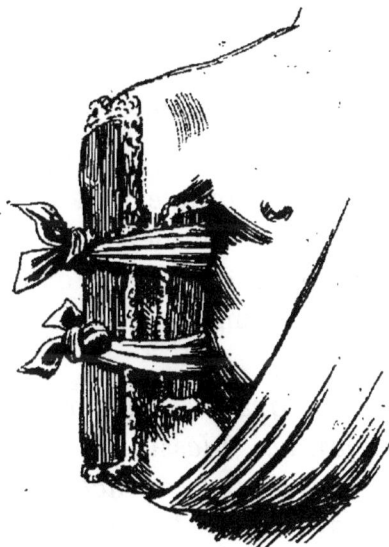

Fig. 24.

exemple, et on fixe le bras contre cette attelle à l'aide
d'une bande (fig. 23).

Il peut être utile de placer *deux attelles*, l'une contre
la face externe, l'autre contre la face interne du bras,
on les assujettira à l'aide d'une bande, de deux
mouchoirs ou de deux compresses (fig. 24).

Les attelles appliquées, il faut avoir recours à un
des moyens précédemment indiqués pour soutenir le
membre. Pendant qu'un brancardier soutient l'avant-

bras et applique le bras contre le corps, un autre applique une écharpe pour en faire un appareil de soutien.

4° *Blessures et fractures de l'épaule.* — En cas de blessure ou de fracture de l'épaule, soutenir le membre supérieur par un des moyens précédemment énumérés.

2. *Fractures du membre inférieur.*

1° Les *blessures et fractures du pied* n'exigent pas en général d'appareil particulier. Il suffit de coucher le membre dans une position élevée et d'empêcher pendant le transport, le membre inférieur sain de porter sur le membre blessé.

2° *Les blessures graves du membre inférieur, fractures de la jambe, blessures du genou compliquées ou non de fracture, fractures de la cuisse, blessures de la hanche,* réclament toutes une immobilisation aussi complète que possible du membre inférieur. En cas de fracture, il s'agit d'abord de redresser le membre.

Le redressement et l'immobilisation s'exécutent d'après les mêmes règles pour toutes ces blessures.

Pour opérer le *redressement* et placer le membre inférieur dans la rectitude, un premier brancardier saisit le pied ; appliquant les quatre derniers doigts de l'une des mains sur la face dorsale et le pouce sous la semelle, il glisse l'autre main de haut en bas sous le contrefort de la chaussure, et empoigne le talon avec ménagement et en évitant autant que possible d'im-

primer des secousses au membre blessé. Tirant alors
doucement et prudemment, principalement sur le
talon, il ramène peu à peu le pied dans la direction de l'axe du membre. Pendant ce temps, un deuxième
brancardier glisse ses mains au-dessous du membre,
embrasse le genou, s'il s'agit d'une fracture de la jambe,
ou la racine de la cuisse, s'il s'agit d'une fracture de
la cuisse, et résiste aux tractions opérées par le premier brancardier. Le plus souvent, le poids du corps
du blessé suffit pour produire cet effet, et le deuxième
brancardier devient inutile (fig. 25). La réduction devra
être soigneusement maintenue jusqu'après l'application
de l'appareil immobilisateur.

Pour immobiliser le membre inférieur, deux autres
brancardiers placés de chaque côté du blessé mettent
en dedans et en dehors du membre, deux attelles choi-
sies et garnies selon les règles exposées plus haut. Par
en bas, ces attelles dépasseront toujours le pied. Vers
en haut, elles remonteront au-dessus du genou, pour
les fractures de jambe ; dans les blessures de l'articulation du genou et les fractures de cuisse, l'attelle externe
devra remonter au-dessus du bassin ; l'attelle interne
aussi haut que possible entre les cuisses.

Les attelles seront des planchettes quand le brancardier en a à sa disposition (fig. 26). A défaut de
celles-ci, les armes et les effets d'équipement peuvent
être utilisés. Ainsi, pour les fractures de jambe, le
fourreau et la lame d'un sabre-baïonnette peuvent servir (fig. 27) ; pour les blessures du genou et les fractures
de cuisse, on choisit un sabre-baïonnette pour attelle
interne, un fusil (fig. 28) ou un fourreau de sabre de
cavalier pour attelle externe. Quand on emploie un

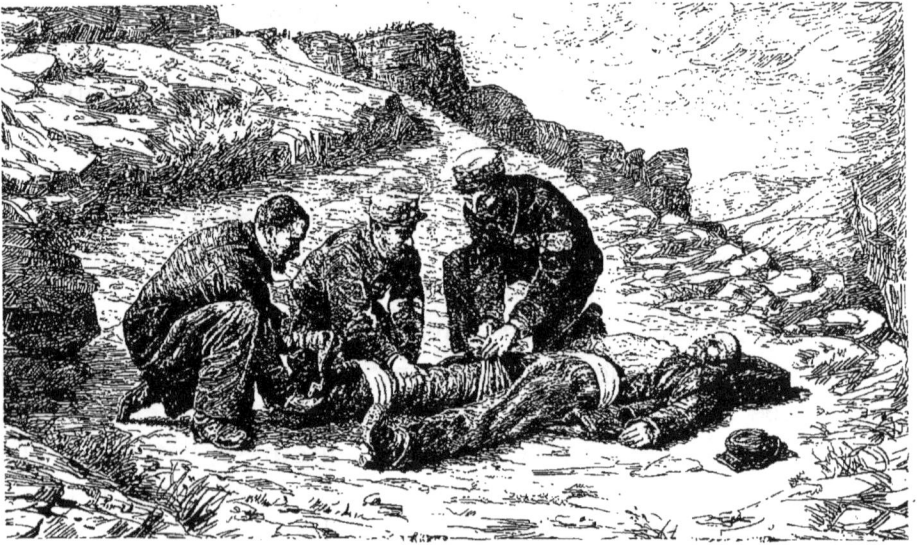

Fig. 25.

fusil en guise d'attelle, il est bon de s'assurer préalablement qu'il n'est pas chargé ; la crosse de l'arme, le
levier en dehors, est appliquée contre le bassin le
plus haut possible.

Pour garnir les attelles et rendre leur pression inof-
fensive, on interpose entre elles et le membre une

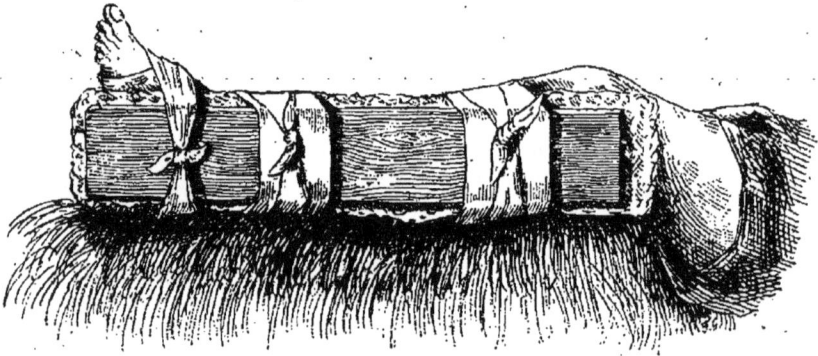

Fig. 26.

couche de coton (fig. 26) ou des coussins improvisés
avec de la paille, du foin, etc. La couverture de campe-
ment peut être employée dans le même but. En la
pliant suivant sa longueur, et en la roulant par les
extrémités, on forme une sorte de gouttière qu'on glisse
sous le membre fracturé. Le bord inférieur de l'appareil doit toujours dépasser le pied. Les attelles sont
placées à l'extérieur des parties roulées de la couverture qui garnissent le membre en dehors et en dedans
(fig. 27).

Si l'on emploie comme attelles des branches d'arbre,

5

des piquets de tente, c'est-à-dire des attelles trop étroites
par rapport au diamètre du membre, il y a avantage à
les envelopper dans la couverture. On plie celle-ci en
lui donnant une longueur un peu plus grande que celle
du membre blessé, puis on l'enroule latéralement
autour des deux piquets de tente, par exemple, en
ayant soin de laisser entre eux un intervalle un peu
plus grand que la largeur du pied (fig. 29). Le membre

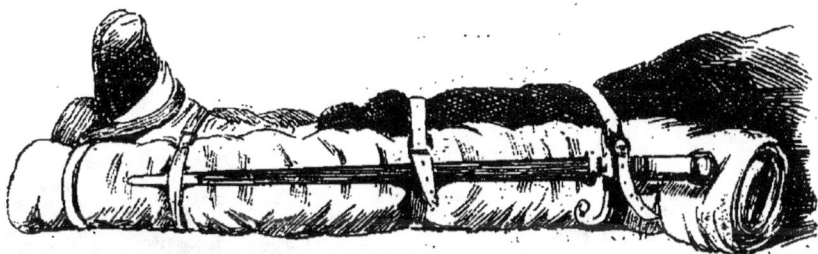

Fig. 27.

blessé est placé dans l'intervalle entre les deux rouleaux ainsi formés (fig. 30).

Les attelles sont fixées au moyen de *liens* (cravates,
courroies, etc.,) passés sous le membre. Ces liens
doivent être en nombre suffisant, trois pour un appareil
de jambe, quatre pour les fractures de cuisse. On les
glisse doucement sous le membre sans lui imprimer
de secousses, sans le soulever, et en s'aidant d'une
petite attelle ou de tout autre moyen. Il est recommandé de ne pas placer de lien au niveau de la fracture. Dans les fractures de cuisse, un lien doit être
passé autour du bassin pour assujettir l'extrémité supérieure de l'attelle externe (fig. 28).

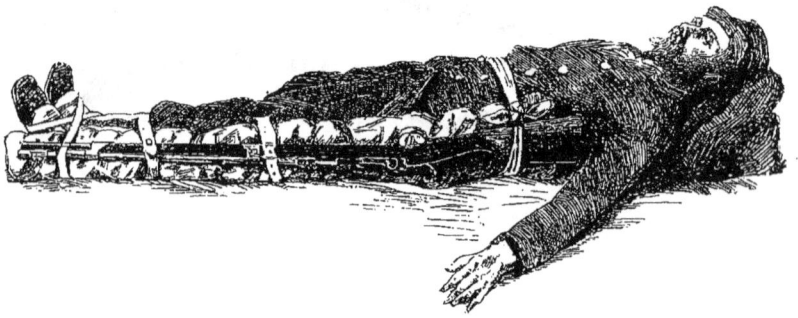

Fig. 28.

Les liens qui doivent maintenir les attelles sont serrés lentement, progressivement et suffisamment pour
consolider l'appareil. L'habitude seule peut apprendre
au brancardier le degré de constriction qu'il convient
d'obtenir. Si les liens sont trop peu serrés, le but n'est
pas atteint, l'appareil n'immobilise pas le membre
atteint de fracture ; s'ils sont trop serrés, ils occasionnent de la douleur.

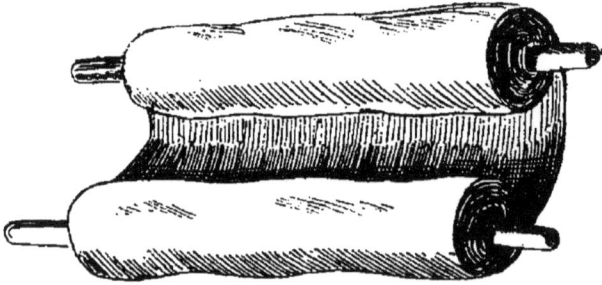

Fig. 29.

Une dernière précaution à prendre est de soutenir le
pied. Dans ce but, les extrémités des coussins improvisés placés entre le membre et les attelles, sont rap-
prochées au-dessous de la plante toutes les fois qu'il est
possible, et fixées ensemble. De plus, la plante du pied
est soutenue par une sorte d'étrier formé par un linge
plié en cravate, ou une courroie dont le milieu passe
sous la plante du pied et dont les extrémités croisées
sur le cou-de-pied, sont fixées autour de la partie inférieure de l'appareil (fig. 26 et 27).

Certains chirurgiens militaires immobilisent le membre fracturé contre le membre sain (fig. 28). Le moyen

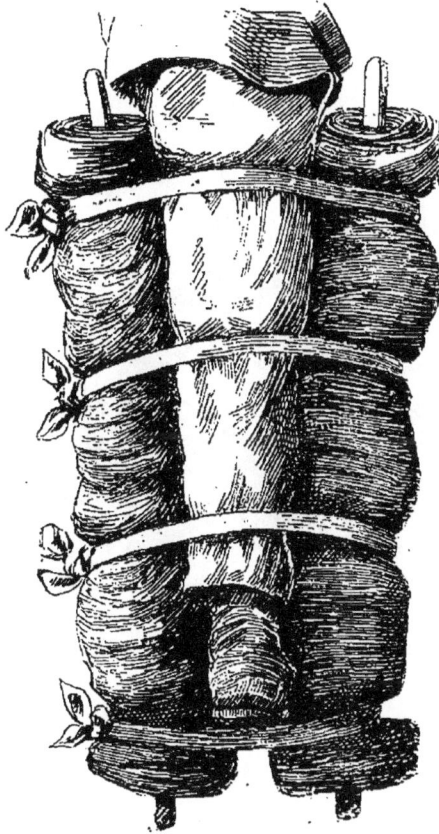

Fig. 30.

assurément est bon et peut servir si les blessés sont particulièrement agités et remuants ; mais il faut ajouter qu'il est toujours pénible et souvent difficile à supporter.

3° *Fracture du bassin.* — Le plus souvent, le transport se fait sans appareil. Celui de la cuisse peut servir, en plaçant du côté de la blessure une attelle remontant jusque dans l'aisselle; l'attelle interne est inutile.

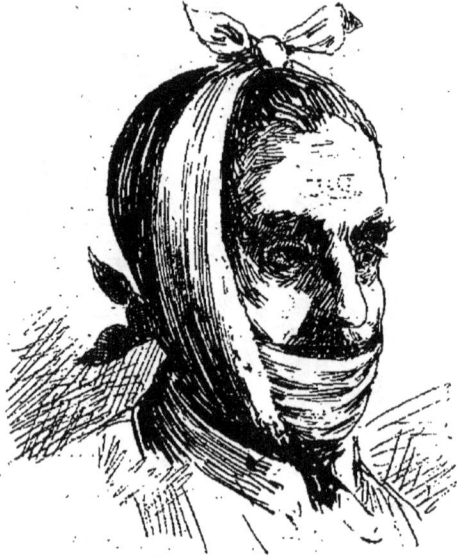

Fig. 31.

3. Fracture de la mâchoire inférieure.

Quand l'os de la mâchoire inférieure est fracassé, il demande à être soutenu d'avant en arrière et de bas en haut. On obtient ce résultat à l'aide de deux mouchoirs pliés en cravate et appliqués l'un sur la lèvre inférieure et le menton pour être noué à la nuque; l'autre sous le menton pour être noué sur le sommet de la tête (fig. 31).

III. *Pansement des plaies.*

Le rôle du brancardier consiste avant tout à *arrêter les hémorragies* qui mettent la vie des blessés en danger et à *immobiliser les membres fracturés* pour permettre le transport. Il s'agit, en outre, de prendre les précautions nécessaires pour protéger les blessures contre les frottements, les pressions, les chocs, etc., et pour éviter le contact de tout objet qui pourrait sâlir une plaie. Quant au *pansement des plaies*, tel qu'il est commandé aujourd'hui par les règles de la pratique chirurgicale, il ne peut être appliqué que par le chirurgien lui-même dans une ambulance bien montée ou dans un hôpital. Là seulement le chirurgien pourra donner à une plaie tous les soins nécessaires.

Il importe pour le brancardier de savoir qu'*une plaie guérit par les seuls efforts de la nature*, et que le principal rôle du chirurgien consiste à prévenir les accidents et surtout à éviter les causes d'infection. La première de ces causes est le contact, véritable ensemencement de la plaie, avec les *germes infectieux*. Or, il est démontré que ces germes invisibles à l'œil nu sont non-seulement répandus dans l'air, dans l'eau, mais encore et surtout, accolés à nos doigts, à nos instruments, à nos vêtements et à tous les corps contenus dans l'atmosphère. Il est donc *formellement* recommandé aux brancardiers de ne *toucher* à une plaie qu'en cas d'absolue nécessite, telle qu'une hémorragie inquiétante, par exemple. Il est infiniment préférable de laisser une plaie à découvert que d'y appliquer un

mauvais pansement fait avec des objets impurs, mal-
propres, qui ont subi des manipulations de toutes sortes
et ne sont pas destinés à l'usage qu'on veut en faire.
On sait aujourd'hui que les résultats déplorables obte-
nus par la chirurgie dans les guerres passées ont été
dus en grande partie aux mauvaises qualités des objets
employés pour les pansements.

Nous conseillons donc l'abstention de tout pansement,
si l'ambulance se trouve à proximité. Si la distance à
parcourir pour avoir les secours du chirurgien est tant
soit peu longue, il peut y avoir quelque avantage
à appliquer un premier pansement. Il ne faut pas oublier non plus que le pansement le plus élémentaire
produit toujours un effet moral considérable sur un
blessé ; il relève le courage et donne la confiance.

Le pansement appliqué par le brancardier doit être
aussi simple que possible, exécuté avec le moins de
pièces possible, afin de pouvoir être facilement et rapidement enlevé par le chirurgien qui visitera le blessé.

A. *Objets de pansement.*

Les objets de pansement les plus employés aujour-
d'hui, sont : le *coton* en feuilles et la *gaze* sans apprêt.
L'un et l'autre doivent être d'une propreté irrépro-
chable et ne *jamais* avoir servi. Il importe de conserver l'un et l'autre dans des enveloppes de papier par-
chemin, ou dans des boîtes en fer-blanc hermétiquement
fermées.

Le coton s'emploie beaucoup sous la forme dite *coton hydrophile.* On désigne sous ce nom le coton lavé

et débarrassé des matières grasses qu'il contient. Ainsi préparé, il absorbe facilement les liquides qui suintent à la surface d'une plaie.

La charpie n'est plus employée aujourd'hui ; elle a été définitivement condamnée par la chirurgie et doit disparaître parmi les objets formant le matériel de la Société de secours.

Le coton peut être appliqué directement sur une plaie ; mais mieux vaut se servir de gaze ou de coton dit *antiseptique*, c'est-à-dire imprégné d'une substance qui possède la propriété de détruire les germes infectieux dont il a été question plus haut, ou d'annihiler leurs effets.

On emploie dans les hôpitaux de la *gaze* et du *coton préparés à l'acide phénique, à l'acide salycilique, à l'acide borique, au sublimé, à l'iodoforme, etc. (coton phéniqué, coton salycilé, gaze phéniquée, gaze boriquée, gaze au sublimé, gaze iodoformée)*. Le prix de revient de ces objets est assez élevé, ce qui est quelquefois un obstacle à leur emploi. On a cherché à les remplacer par la gaze ou le coton hydrophile trempé dans des solutions d'acide phénique (au 40e), d'acide borique ou de sublimé ; il n'est guère possible de munir d'une quantité suffisante de ces solutions les brancardiers qui relèvent des blessés. Aussi a-t-on étudié pour la chirurgie des champs de bataille, l'action de *poudres antiseptiques* (acide salycilique pur ou mélangé, iodoforme, etc.). Ces poudres ont été employées pendant les dernières guerres par les chirurgiens militaires étrangers ; leur emploi ne dispensant pas le brancardier d'être muni d'une quantité suffisante de coton ou de gaze antiseptique, nous donnerons la préférence, dans

l'état actuel de nos connaissances, à la *gaze phéniquée*
et surtout au *coton salycilé* comme objets de premier
pansement. Des mesures devront être prises pour que
ces objets puissent être apportés en quantité suffisante
sur le champ de bataille. Le brancardier recouvrira la
plaie avec une couche de *coton salycilé* ou des compresses de *gaze phéniquée*. Il devra être réservé dans
l'usage du coton ordinaire, qui adhère aux plaies et
s'enlève difficilement.

Pour fixer le pansement, le brancardier doit avoir
à sa disposition des *pièces de linge* de différentes gran-
deurs, appelées *compresses* et *linges pleins*. Il est utile
également qu'il soit muni d'un certain nombre de *bandes*.

Les *compresses* sont des pièces de linge de grandeur
et de forme variables. Le plus souvent, elles sont
rectangulaires ou carrées. Les plus grandes d'entre
elles mesurent environ 70 centimètres de longueur :
d'ordinaire, elles sont pliées en deux.

Les *linges pleins* sont des pièces de linge plus grandes
que les compresses, de forme variable, telles que mouchoirs, serviettes ou autres pièces analogues. Pour
s'en servir on les plie de plusieurs manières : dans le
sens de la *longueur*, en *diagonale* (double *triangle*),
en *cravate*; parfois on les tord pour en former une
corde. On appelle *triangles* des pièces de linge de forme
triangulaire qui servent à exécuter de nombreux bandages.

Quant aux *bandes*, tout le monde les connaît.

Tous ces objets sont placés dans la giberne du brancardier et dans le sac d'ambulance, où se trouvent
encore des *liens*, rubans larges et solides, des
épingles fortes en acier et mieux des épingles de nour-

rices ; enfin des objets divers tels que bougies, allumettes, etc., qui peuvent trouver leur utilité dans des circonstances diverses.

B. *Bandages.*

La manière d'utiliser les *compresses*, les *linges pleins* ou les *bandes* pour fixer les pièces d'un pansement, doit être connue du brancardier. Elle constitue ce qu'on appelle les *bandages*. Les bandages les plus simples et les plus rapidement exécutés et aussi les plus rapidement enlevés sont ceux que l'on fait avec les linges pleins. Les bandes sont infiniment moins pratiques. Elles sont longues à appliquer, longues à défaire, se déplacent facilement quand elles ne sont pas serrées et leur application ne se fait le plus souvent qu'en imprimant de nombreuses secousses au membre blessé. Leur usage doit donc être aussi réduit que possible ; elles ne servent guère que dans certains cas spéciaux, par exemple, lorsqu'il s'agit d'exercer une compression ou de fixer un tamponnement en cas d'hémorragie.

1. *Bandages exécutés avec le linge plein.*

1° *Bandages de la tête.* — Pour fixer les pièces de pansement sur la tête, on utilise le plus souvent un simple mouchoir plié en cravate ; le milieu du mouchoir est appliqué sur la partie blessée et les extrémités sont nouées au point diamétralement opposé. Ainsi s'exécutent une série de bandages que les figures ci-contre feront facilement comprendre.

Le bandeau du *menton* (fig. 32).

Le bandeau du *front* (fig. 33).

Le bandeau de *l'œil* (fig. 34.)

Le bandeau *de la tête* (fig. 35).

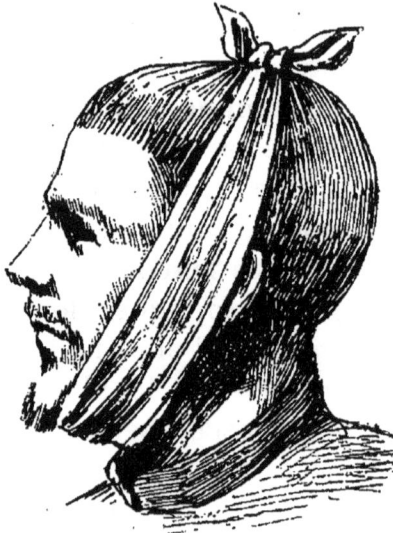

Fig. 32.

Le même bandage peut encore servir à recouvrir *le nez, les deux yeux*.

Pour recouvrir une partie plus considérable du front ou du sommet de la tête, on peut se servir d'un mouchoir fendu incomplètement sur deux côtés. Le centre du mouchoir est appliqué soit sur le front, soit sur le sommet de la tête, soit sur la nuque ; deux des extré-

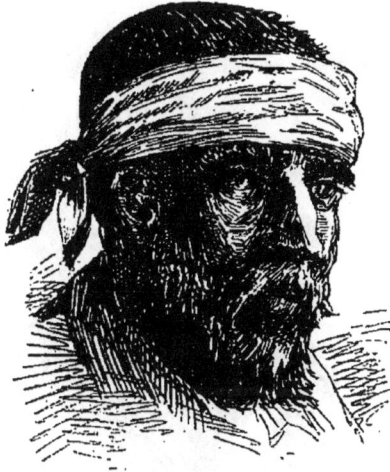

Fig. 33.

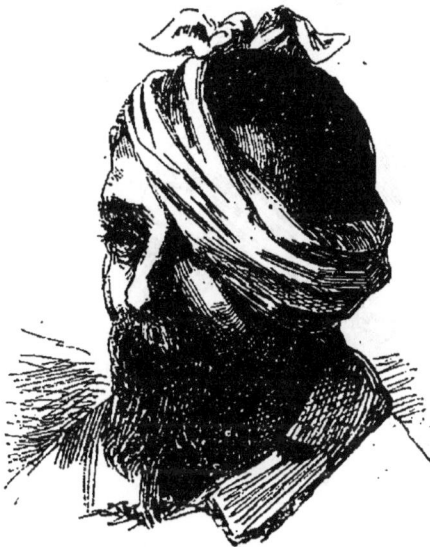

Fig. 34.

mitées sont noués sous le menton , deux autres à la
nuque ou sur le front selon les cas (fig. 36, 37, 38).

Le bonnet de la tête s'exécute avec un mouchoir plié

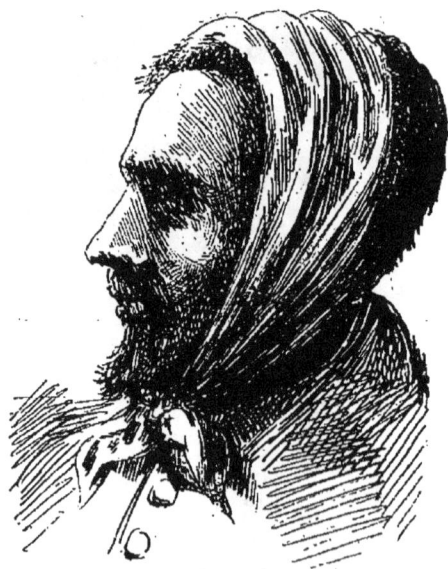

Fig. 35.

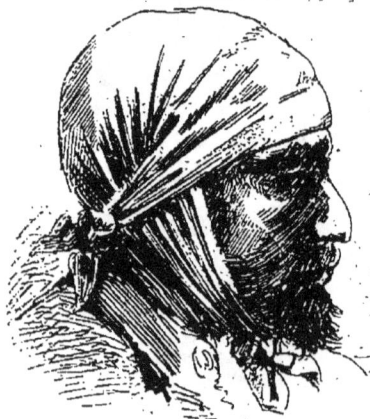

Fig. 36.

en triangle. Le milieu du triangle est posé sur le front; les deux bouts ramenés d'abord vers la nuque, puis en avant sont noués sur le front. La pointe du **triangle** est

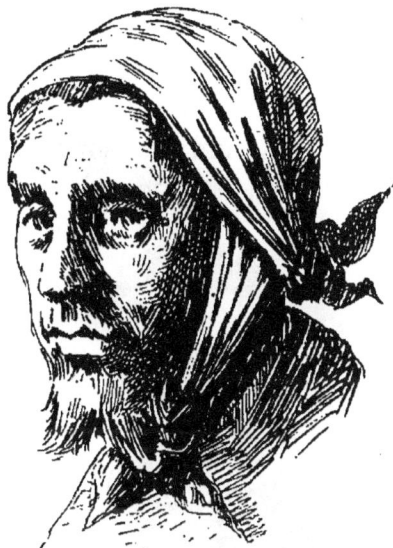

(Fig. 37.

relevée et fixée sur le sommet de la tête, ou simple-

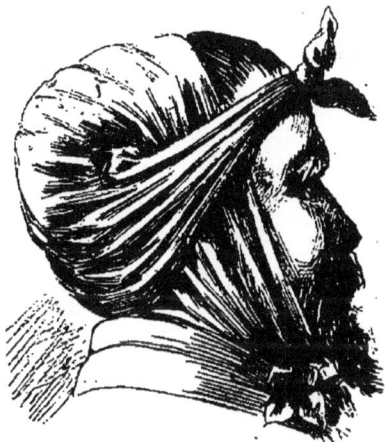

Fig. 38.

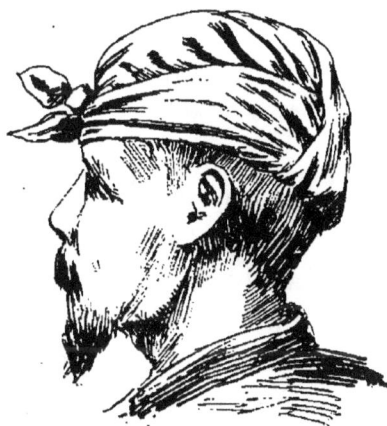

Fig. 39.

ment enfoncée sous les extrémités qui s'entrecroisent à la nuque (fig. 39).

2° *Bandages du cou.* — Le bandage le plus usité consiste en un simple mouchoir plié en cravate et appliqué circulairement autour du cou.

Si la plaie est située sur les parties latérales, le milieu de la cravate est appliqué au niveau de la blessure ; les deux extrémités sont portées l'une en avant, l'autre en arrière et nouées dans l'aisselle du côté

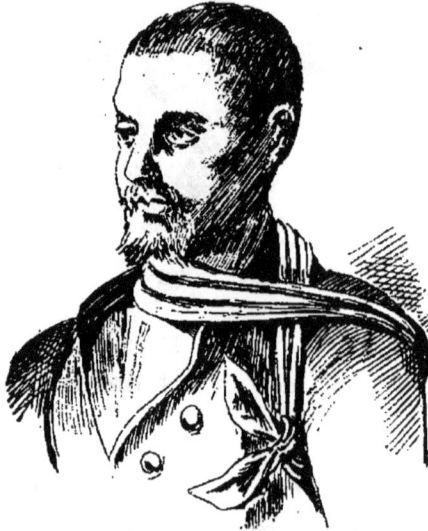

Fig. 40.

opposé à la blessure en s'entrecroisant d'abord ou non sur l'épaule (fig. 40).

3° Les *bandages de la poitrine* sont : le *bandage de corps*, large compresse ou serviette appliquée circulairement autour de la poitrine.

Le *triangle thoracique* ; une pièce de linge pliée en triangle est posée sur la partie inférieure de la poitrine, les extrémités dirigées derrière le dos y sont nouées ensemble ; le sommet du triangle est ramené

6

sur l'une ou l'autre épaule, puis attaché en arrière
aux extrémités qui entourent la base de la poitrine.
Ajouter un morceau de bande si la longueur n'est pas
suffisante (fig. 41).

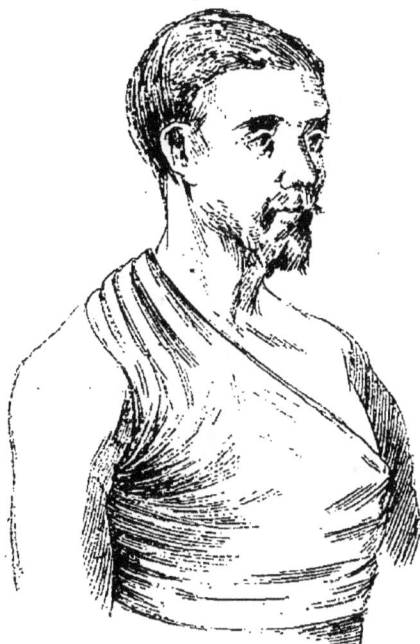

Fig. 41.

Quand la plaie siège sur la partie postérieure de
la poitrine, on applique le même bandage sur la face
postérieure.

4° Comme *bandage de l'abdomen* on emploie le *bandage de corps*, pièce de linge des dimensions d'une serviette appliquée circulairement autour du ventre.

5° *Bandage des fesses*. — La base d'un grand linge triangulaire est appliquée au-dessous des reins ; les extrémités ramenées en avant et nouées ensemble ou bien entrecroisées en avant, ramenées sur les côtés et fixées à l'aide d'épingles. La pointe du triangle passée

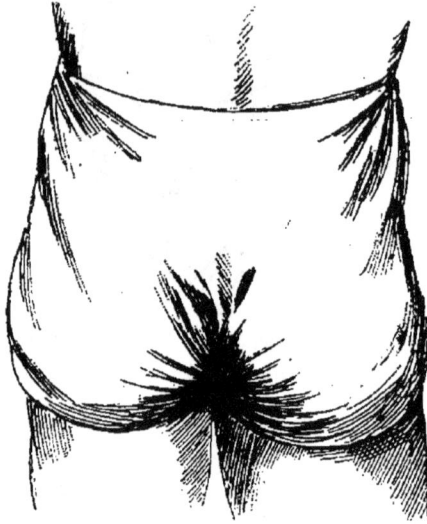

Fig. 42.

entre les jambes est fixée à la partie antérieure du bandage (fig. 42).

6° *Bandages du membre supérieur*. — *Bonnet de la main*. — La face palmaire de la main est placée sur un linge triangulaire dont la base est tournée vers le poignet, la pointe en avant des doigts. Celle-ci est relevée sur la face dorsale et maintenue par les extrémités conduites autour du poignet et nouées ensemble (fig. 43).

Bandeau de la main. — Le milieu d'un linge plié en cravate est appliqué sur la paume ou le dos de la main selon les cas ; les extrémités entrecroisées en

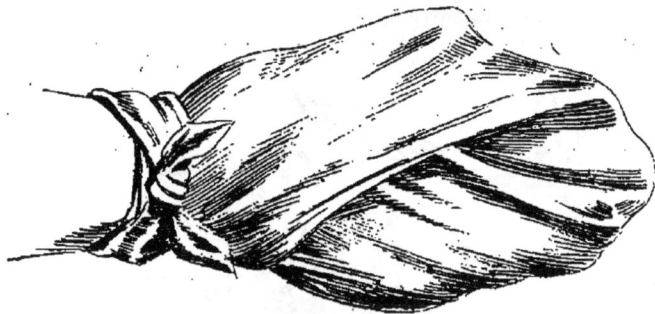

Fig. 43.

arrière ou en avant, puis nouées autour du poignet (fig. 44).

Sur *l'avant-bras* et le *bras*, les pansements peuvent

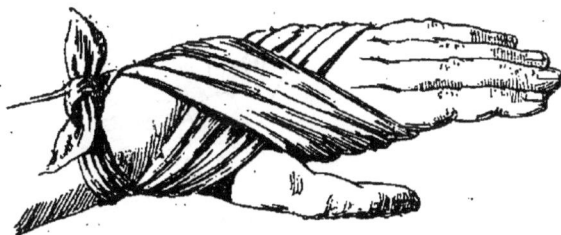

Fig. 44.

être maintenus à l'aide d'une simple *compresse* ou d'un mouchoir appliqué circulairement.

Bonnet du coude. — La base d'un triangle est appliquée sur la face postérieure de l'avant-bras au-dessous du coude, la pointe dirigée sur la face postérieure du bras. Les extrémités ramenées en avant sont entrecroisées sur le pli du coude, puis nouées

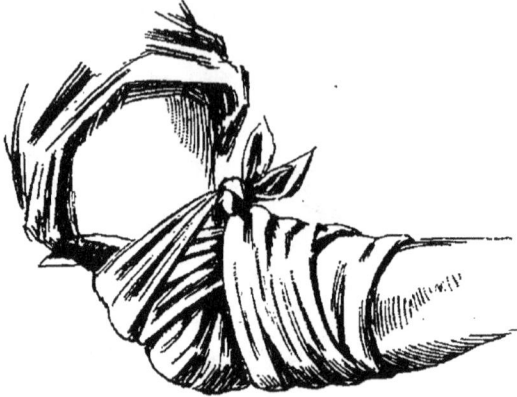

Fig. 45.

autour du bras, de manière à fixer la pointe (fig. 45).

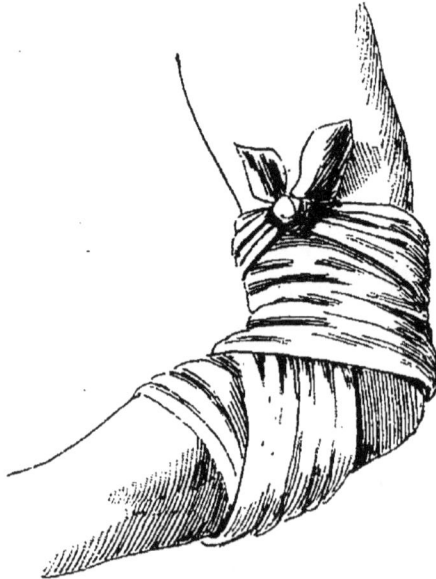

Fig. 46.

Cravate du coude. — Le milieu d'un linge plié en

cravate est appliqué sur la face antérieure de l'extrémité supérieure de l'avant-bras ; les extrémités conduites d'abord en arrière, viennent s'entrecroiser au-

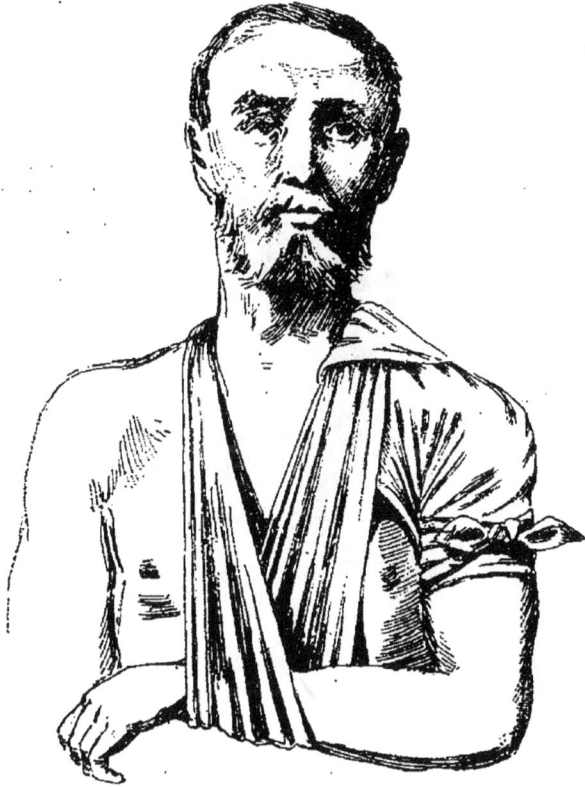

Fig. 47.

devant du pli du coude et sont fixées autour du bras
(fig. 46).

Bonnet de l'épaule. — La base d'un triangle est appliquée sur la partie supérieure du bras, la pointe dirigée
vers le cou ; les extrémités sont ramenées autour du
bras et nouées ensemble. La pointe est fixée à une
écharpe qui soutient le bras (fig. 47).

Cravate de l'aisselle. — Le milieu d'un linge triangulaire plié en cravate est placé dans l'aisselle ; des
deux extrémités l'une passe sur la partie antérieure de
l'épaule, puis sur le dos pour arriver vers l'aisselle du

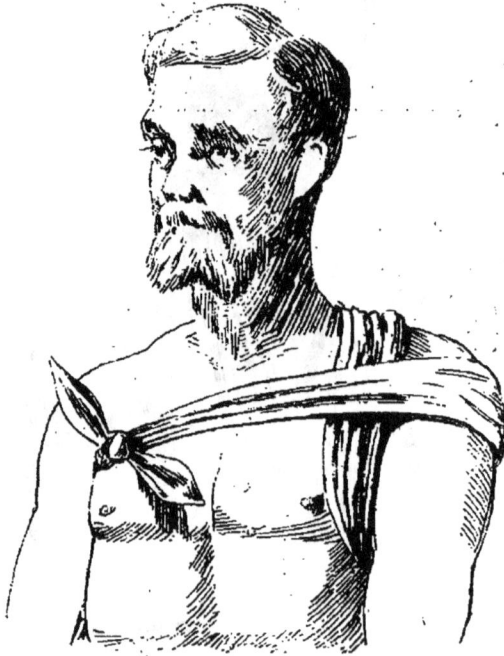

Fig. 48.

côté opposé ; l'autre est amenée sur l'épaule d'arrière
en avant, croise la première, passe sur le devant de la
poitrine, et arrive à son tour vers l'aisselle du côté
opposé où les deux bouts du bandage sont noués
ensemble (fig. 48).

Si la cravate est trop courte, on peut arriver au même résultat en employant deux cravates de plus petite dimension (fig. 49).

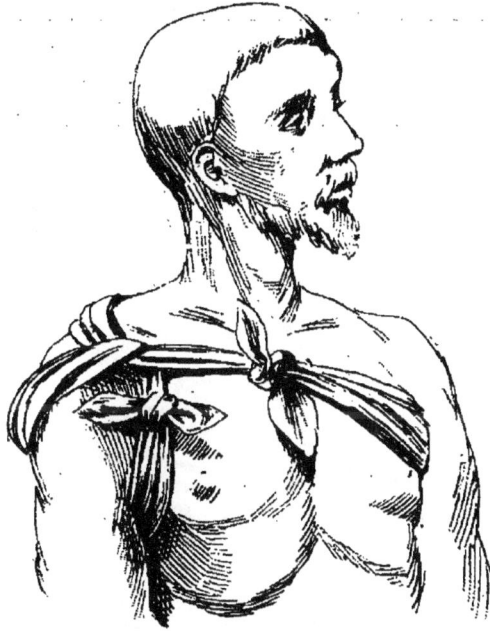

Fig. 49.

7° *Bandage du membre inférieur.* — *Bonnet du pied.*— Un linge triangulaire est placé sous la plante, la base derrière le talon, la pointe en avant des orteils. Celle-ci est relevée par-dessus l'extrémité du pied ; les extrémités sont ramenées autour du bas de la jambe d'arrière en avant, entrecroisées sur le cou-de-pied et nouées autour du pied (fig. 50).

Cravate du pied. — Le milieu d'un linge plié en cravate est appliqué sous la plante du pied, les extré-

mités ramenées et entrecroisées sur le dos du pied sont
nouées autour de la jambe (fig. 51).

Pour fixer un pansement sur la *jambe*, il suffit le plus
souvent d'entourer le membre avec une compresse ou
un mouchoir. On peut aussi appliquer le bandage sui-

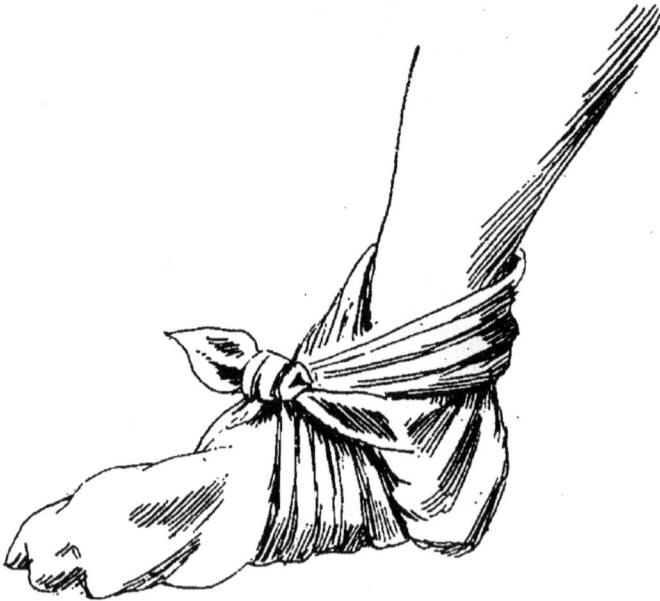

Fig. 50.

vant, appelé *triangle jambier*. Un linge plein de forme
triangulaire est placé sous la jambe de façon que sa
base soit inclinée de haut en bas et de dehors en dedans, le côté inférieur à peu près perpendiculaire
à l'axe de la jambe, le côté externe à peu près paral-
lèle à cet axe. Ce dernier côté est ramené sur la face
antérieure, puis fixé à sa partie inférieure par l'extrémité interne de la base ramenée circulairement autour

de la jambe ; l'extrémité supérieure est ramenée par un

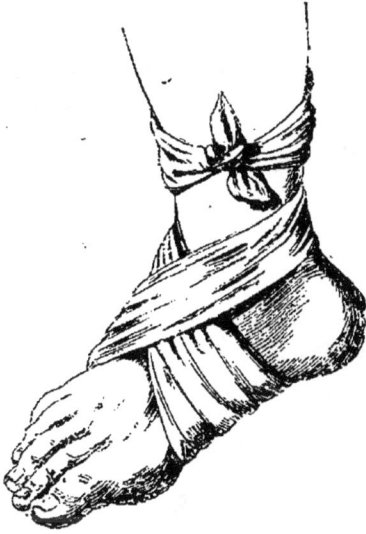

Fig. 51.

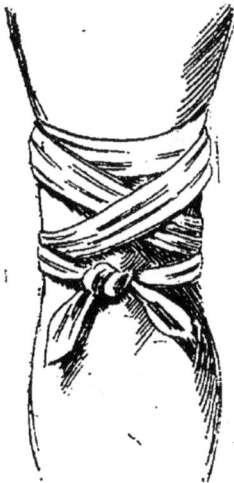

Fig. 53.

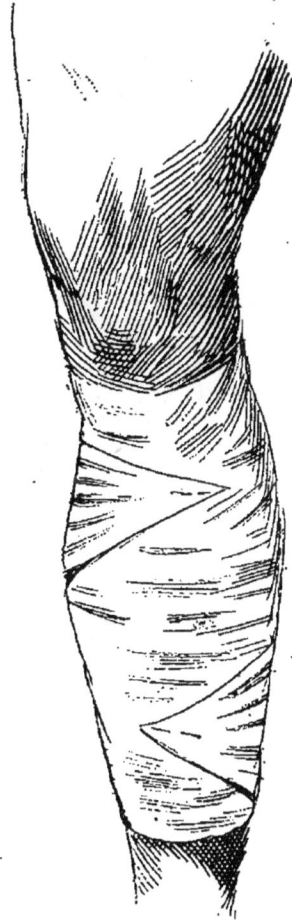

Fig. 52.

renversé au niveau du jarret et passe autour de la partie supérieure de la jambe (fig. 52).

Bonnet du genou. — Ce bandage est analogue au bonnet du coude et s'applique sur la face antérieure du genou.

Cravate du genou. — Ce bandage s'exécute de la même manière que la cravate du coude. Il sert à recouvrir le creux du jarret (fig. 53).

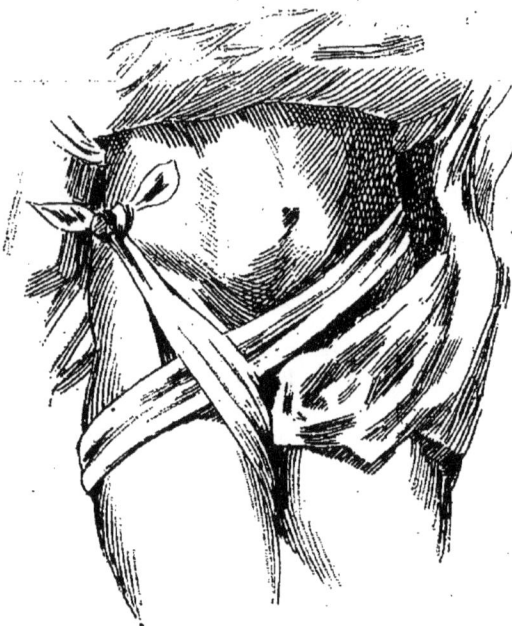

Fig. 54.

Cravate de l'aine. — Le milieu d'un grand linge triangulaire plié en cravate est appliqué obliquement sur l'aine ; l'une des extrémités est conduite vers le côté opposé, fait le tour du bassin en passant sur sa face postérieure et revient vers le côté blessé ; l'autre est conduite autour de la cuisse, ramenée par son côté interne et passe au devant de la région de l'aine où elle croise lla première partie du bandage ; finalement les deux extrémités se rejoignent et sont nouées ensemble (fig. 54).

Si l'on ne dispose pas d'un linge de dimension suffi-

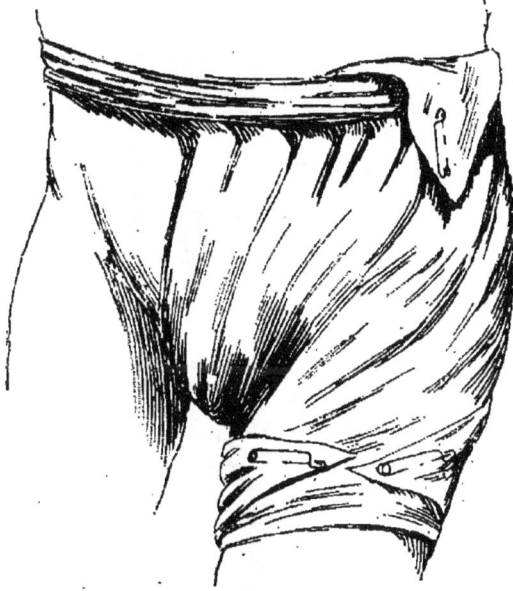

Fig. 55.

samment grande, on exécute le bandage avec deux cravates nouées ensemble par une de leurs extrémités.

Triangle de l'aine. — Grand linge de forme triangulaire placé sur l'aine, la base en bas, la pointe en haut ; la base fait le tour de la partie supérieure de la cuisse ; le sommet est ramené par dessous une cravate faisant le tour du ventre, replié par-dessus et fixé (fig. 55).

Bonnet de la fesse. — Même bandage que le précédent; grand linge triangulaire appliqué sur la fesse la
base en bas, le sommet en haut; les extrémités sont
fixées autour de la cuisse, le sommet ramené par-

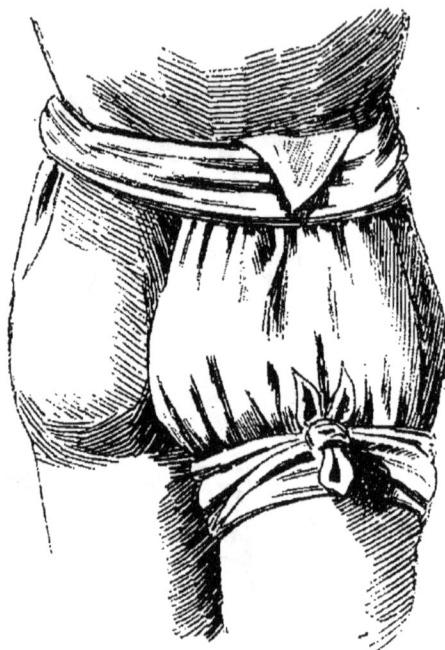

Fig. 56.

dessous une cravate placée en ceinture est renversé
par-dessus cette cravate et fixé (fig. 56).

2. *Bandages exécutés avec la bande.*

Les bandes servent peu pour les pansements ordinaires, mais sont très utiles dans certains cas déterminés ; elles permettent d'obtenir une compression régulière telle qu'une cravate ou un triangle ne saurait en donner.

Pour se servir de la bande, il est indispensable de la rouler sur elle-même, de manière à lui donner la forme d'un cylindre qu'on appelle *globe*.

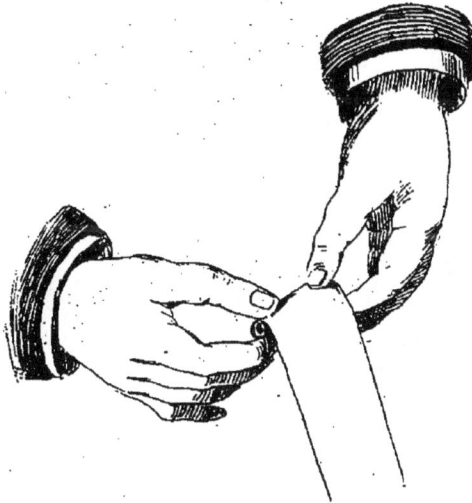

Fig. 57.

Manière de rouler une bande. — On prend la bande par une de ses extrémités qu'on replie un certain nombre de fois sur elle-même pour en former un petit rouleau : on saisit celui-ci entre le pouce, l'indicateur et le médius de chaque main comme si l'on roulait une cigarette (fig. 57), et on enroule une certaine longueur de la bande.

Quand le petit rouleau est devenu assez gros pour
présenter une certaine résistance, on le prend avec la
main droite entre le pouce d'une part, l'index et le
médius d'autre part, en ayant soin que l'angle formé
par la partie déjà roulée et la partie libre de la bande
regarde vers le sol. Saisie de la sorte, la partie roulée
de la bande est placée dans la main gauche où elle est
maintenue avec les trois derniers doigts légèrement

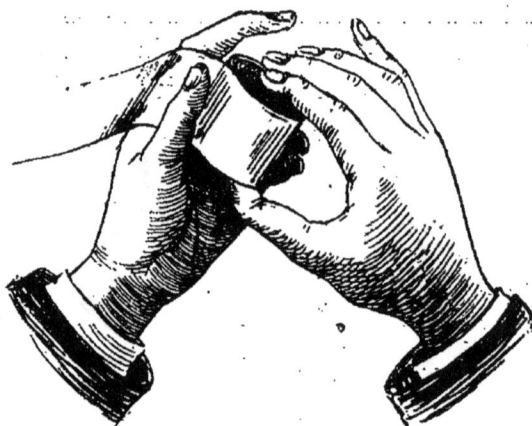

Fig. 58.

fléchis, la partie libre passant entre l'indicateur et le
pouce de cette main (fig. 58).

Cela fait, on fait pivoter le rouleau sur lui-même, en
lui imprimant un mouvement de rotation de gauche à
droite, avec les doigts de la main droite placés aux
extrémités de son axe, pendant que l'indicateur et le
pouce de la main gauche égalisent et serrent la partie
libre de manière à l'enrouler bien exactement.

Quand après avoir fait exécuter au rouleau un certain
nombre de tours, on s'aperçoit qu'il n'est pas assez

serré, on le tient immobile entre les doigts de la main droite, pendant qu'on tire avec force sur la bande avec la main gauche. Après cela on continue l'enroulement de la bande comme il vient d'être dit. On arrive ainsi à rouler la bande d'une manière suffisamment serrée pour que son application puisse se faire aisément. Mal roulée, la bande fuit, échappe des doigts et s'applique d'une façon défectueuse.

Manière d'appliquer une bande. — Pour appliquer une bande il faut observer les règles suivantes :

1° La largeur et la longueur de la bande doivent être en rapport avec la région à recouvrir. Ces dimensions sont pour la bande qui doit être appliquée sur un doigt, 0^{m}02 de largeur et 1^m à 1^{m}50 de longueur ; sur le pied, la jambe, la main, le membre supérieur jusqu'à l'épaule, 0^{m}05 à 0^{m}06 de largeur et 4 à 6 mètres de longueur ; sur la cuisse, le bassin, le tronc, 0^{m}07 à 0^{m}08 de largeur et 6 à 8 mètres de longueur ;

2° Le brancardier se place toujours devant la région malade et de manière à ne pas être gêné dans ses mouvements ;

3° Sur les membres, il applique la bande en commençant toujours à l'extrémité du membre et en remontant à partir de là vers la racine ; appliquée en sens inverse, la bande peut entraver la circulation du sang dans le membre ;

4° Pour appliquer une bande, on tient le globe entre le pouce et les doigts indicateur et médius de la main droite ; on l'applique contre la partie à recouvrir en ayant soin que l'angle formé par la saillie du globe et la partie qu'on déroule de la bande soit toujours tournée en dehors et non vers la surface à recouvrir.

Maintenant l'extrémité de la bande à l'aide du pouce de

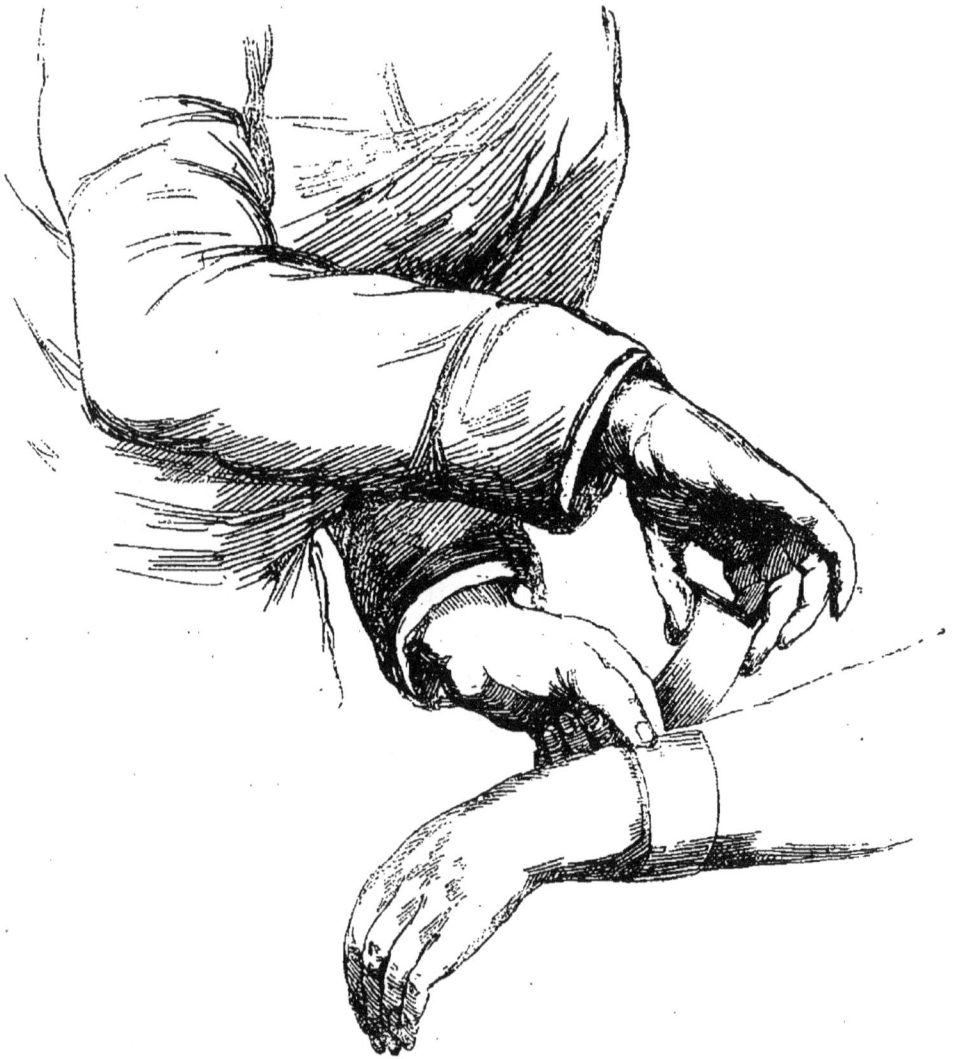

Fig. 59.

la main gauche, on déroule la bande de gauche à droite (fig. 59) en lui faisant décrire le tour du membre.

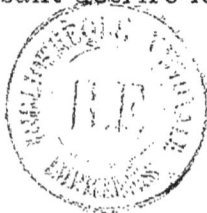

7

Le premier tour doit recouvrir et fixer le commencement de la bande ;

5° La bande est toujours déroulée de gauche à droite ;

6° Les tours de bande varient selon les régions à recouvrir et les bandages. Ils doivent se superposer dans les 2/3 environ de leur largeur ;

7° La bande doit être appliquée avec légèreté, sans secousse, et serrée modérément, mais suffisamment pour que les tours ne se relâchent pas. L'habitude seule apprendra au brancardier à appliquer convenablement une bande ;

8° L'extrémité terminale de la bande est fixée avec une épingle placée transversalement. Celle-ci doit toujours être en vue, la pointe recouverte, afin qu'elle ne puisse blesser ni le patient, ni le chirurgien qui enlèvera le bandage. Si l'extrémité terminale de la bande arrive en un point où il est difficile de fixer une épingle, on la replie sur elle-même de manière à la raccourcir assez pour pouvoir placer l'épingle convenablement.

On peut encore fixer une bande, en en laissant pendre le commencement pour le nouer avec l'extrémité terminale (fig. 61).

Bandages exécutés avec la bande. — On exécute avec les bandes un très grand nombre de *bandages*. Il est inutile que le brancardier les apprenne tous, mais il doit en connaitre les principaux.

Nous classerons ces bandages d'après leur mode d'application, en *bandages circulaires* et en *bandages croisés*.

1° *Bandages circulaires*. — Quand la région à recouvrir

représente une surface qui se rapproche du cylindre comme le bras, par exemple, on fait décrire à la bande autour de la partie qu'elle doit envelopper, des circon-

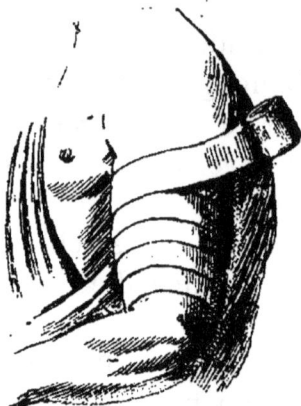

Fig. 60.

volutions successives qui se recouvrent environ des 2/3 de leur largeur. Tel est ce qu'on appelle le *bandage circulaire*. Ce bandage s'applique autour du *bras* (fig. 60), du *cou*, de la *poitrine*, de l'*abdomen*, du *front*, etc.

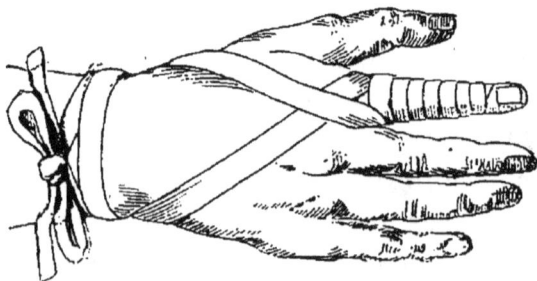

Fig. 61.

Le bandage circulaire du *doigt* prend son point de départ autour du poignet comme l'indique la figure ci-contre (fig. 61). De là, la bande passe sur le dos de la main,

pour arriver à la racine du doigt à recouvrir. Par un
tour en spirale, on amène la bande à l'extrémité du
doigt, puis seulement on exécute les tours circulaires
recouvrant peu à peu le doigt à partir de l'extrémité
vers la racine. Cela fait, on passe obliquement avec la

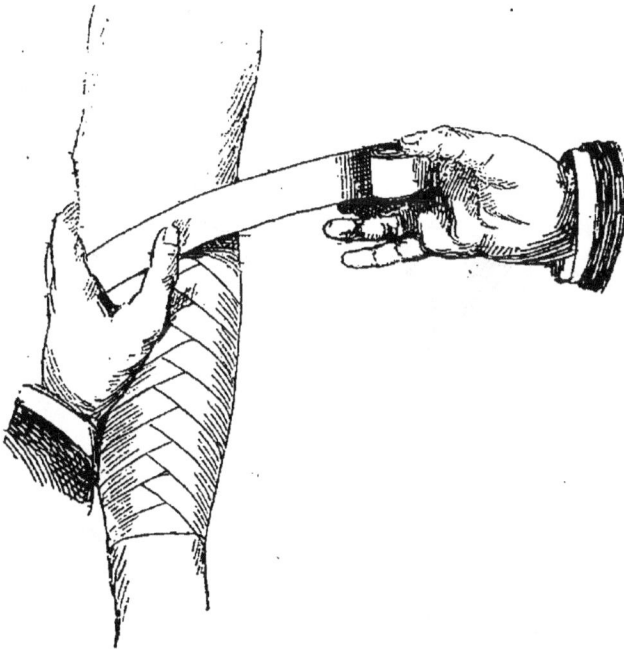

Fig. 62.

bande sur le dos de la main en croisant le tour de bande
qui s'y trouve déjà et on termine autour du poignet en
nouant ensemble les deux extrémités de la bande (fig. 61).

Pour recouvrir l'avant-bras, le pied, la jambe, la
cuisse, les tours de bande circulaires ne peuvent servir,
la surface à recouvrir ne représente plus un cylindre

mais un cône ; dès lors les tours circulaires s'appliquent mal et forment des godets ; il faut faire ce qu'on appelle des *renversés*. Voici comment on procède :

A l'*avant-bras*, par exemple, quand on est arrivé au point où le diamètre du membre augmente progressi-

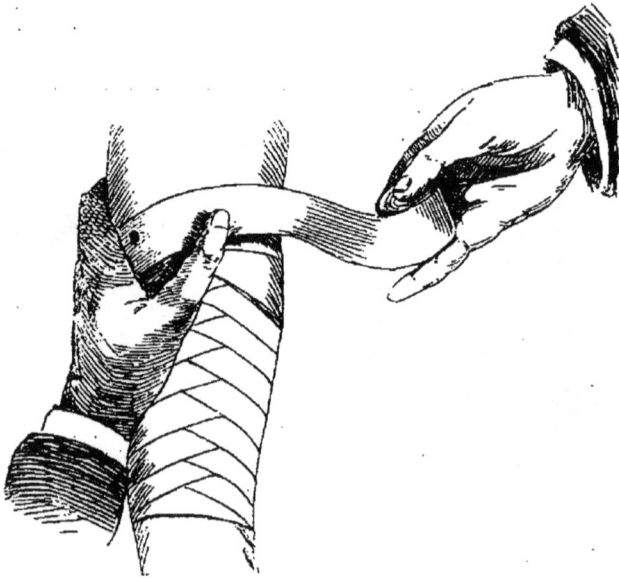

Fig. 63.

vement, on exagère la direction vers en haut que prend la bande si on cherche à l'appliquer bien à plat, on en déroule 10 à 12 centimètres qu'on tend d'abord (fig. 62), puis après avoir fixé avec le pouce de la main gauche le bord inférieur de la partie appliquée de la bande, on relâche la partie qui est déroulée (fig. 63) et on la renverse sur elle-même (fig. 64), la face externe

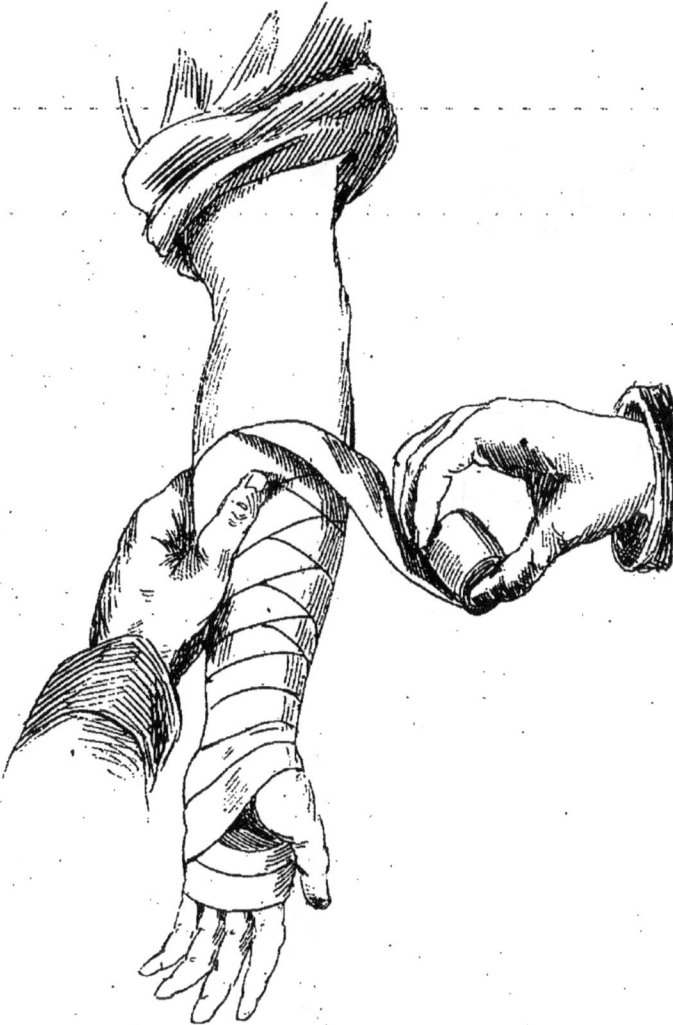

Fig. 64.

de la bande devient ainsi face profonde pour changer
au renversé suivant et ainsi de suite.

En combinant le bandage circulaire simple et le ban-

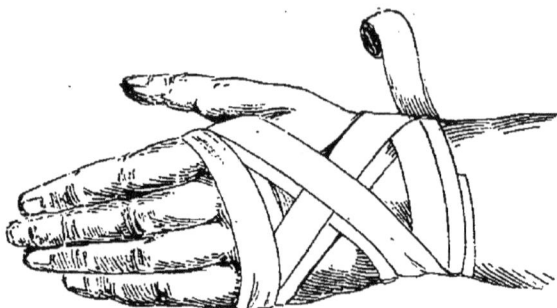

Fig. 65.

dage avec renversés, on arrive à recouvrir la plus grande partie des membres supérieur et inférieur.

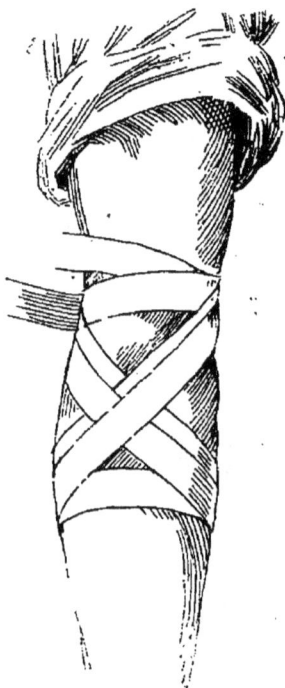

Fig. 66.

2° *Bandages croisés.* — Au niveau des articulations,

au *poignet*, au *coude*, à l'*épaule*, au *cou-de-pied*, au *genou*, à l'*aine*, on applique ce qu'on a appelé les bandages croisés, bandages en 8 *de chiffre* ou *spica*. Les principaux de ces bandages sont les suivants :

Le *huit dorsal de la main* consiste en tours de bande

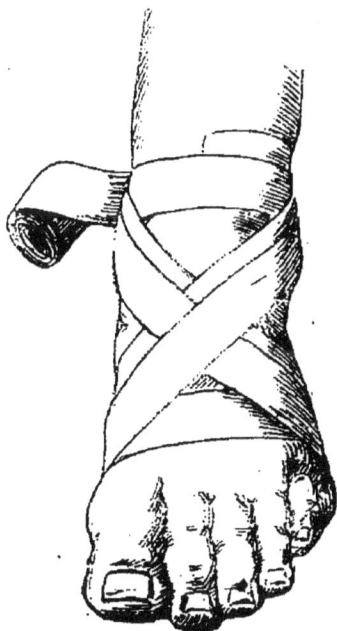

Fig. 67.

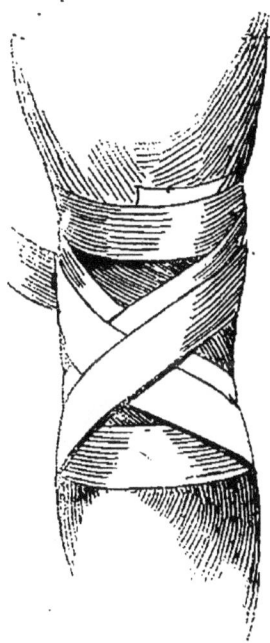

Fig. 68.

allant du poignet sur la face dorsale de la main, passant circulairement autour de la racine des doigts, repassant de nouveau sur le dos de la main et revenant au poignet et ainsi de suite (fig. 65).

Le *huit du coude* s'exécute exactement de la même manière (fig. 66), ainsi que le *huit du dos du pied* (fig. 67) et le *huit du genou* (fig. 68).

Le *spica* de l'épaule consiste en tours de bande commençant à la partie supérieure du bras où la bande est d'abord fixée par quelques tours circulaires. De l'aisselle la bande passe d'arrière en avant sur l'épaule,

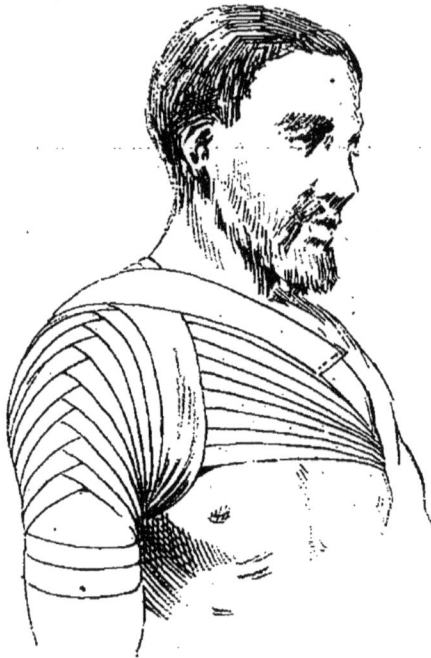

Fig. 69.

puis sur le devant de la poitrine pour gagner l'aisselle du côté opposé, revenant par le dos sur l'épaule du côté blessé, la bande redescend par devant dans l'aisselle pour revenir ainsi au point de départ. En répétant avec régularité le tour de bande précédent, on obtient le bandage représenté fig. 69.

Le *spica de l'aine* est un bandage analogue. La bande
fixée au préalable autour de l'abdomen ou bien autour
de la partie supérieure de la cuisse, passe obliquement
de dehors en dedans et de bas en haut sur la région de

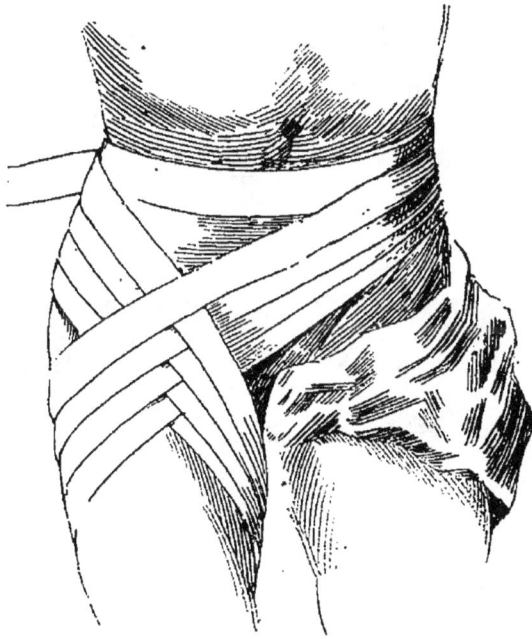

Fig. 70.

l'aine, gagne le côté opposé et contourne la face postérieure du bassin. Descendant ensuite obliquement au
devant de l'aine en croisant le tour précédent, elle
arrive au côté interne de la cuisse, et contourne la face
postérieure du membre pour revenir à son point de

départ et ainsi de suite (fig. 70).

On décrit encore un *spica du pouce*. Il suffira de jeter un coup d'œil sur la figure ci-jointe pour comprendre la manière dont est exécuté ce bandage (fig. 71).

3. *Usages des bandages.*

Les bandages sont employés pour fixer les différentes pièces d'un pansement. Pour cet usage, les bandages exécutés avec les linges pleins ; mouchoirs, triangles, cravates, suffisent dans la grande majorité des cas ;

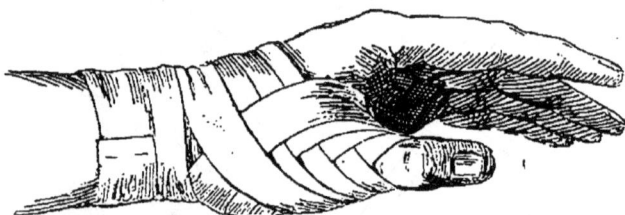

Fig. 71.

c'est donc à eux qu'il faudra toujours avoir recours de préférence. Ces bandages s'appliquent facilement, rapidement et s'enlèvent de même.

Dans les cas où le bandage devra fixer un pansement compressif, tel qu'un tamponnement fait pour cause d'hémorragie, le brancardier aura avantage à se servir d'une bande. Avec la bande bien appliquée, il obtiendra toujours une compression plus régulière, plus uniforme, plus efficace qu'avec un linge plié en cravate ou tout autre bandage exécuté avec le linge plein.

CHAPITRE III

Transport des blessés

—

A. TRANSPORT A PETITE DISTANCE. BRANCARDIERS ET
BRANCARD.

La première chose à faire sur un champ de bataille
sera toujours d'en éloigner le plus vite possible les blessés. Les premiers soins leur étant donnés, il s'agit de
les mettre en lieu sûr et de les transporter à l'ambulance.

Parmi les blessés, les uns peuvent marcher et se
rendre tout seuls à l'ambulance ; pour les autres,
le siège, la nature, la gravité de la blessure ou
l'affaiblissement des forces exigent qu'ils soient conduits ou portés.

Peuvent marcher : les blessés atteints de blessures
légères à la tête, au tronc, aux membres supérieurs,

c'est-à-dire les *petits blessés*, à l'exception de ceux qui sont atteints aux membres inférieurs et à condition que leurs forces soient demeurées dans un état de conservation suffisante.

Devront être *conduits* et *soutenus* les petits blessés qui ont conservé l'usage des membres inférieurs, mais qui sont affaiblis par la perte de sang ou tout autre cause.

Devront être portés tous les grands blessés c'est-à-dire tous les hommes atteints de blessures graves (fracture, blessure articulaire, blessure d'artère, lésion interne, etc.); les *petits blessés* atteints aux membres inférieurs; enfin tous les blessés qui se trouvent dans un état de syncope, de commotion, de faiblesse ou d'épuisement général, de prostration des forces.

Les différentes manières de conduire, de soutenir, de porter un blessé doivent être connues du brancardier. Sur le champ de bataille et même à l'ambulance, le temps manque aux chirurgiens pour diriger ces opérations.

Le transport des blessés peut exiger un ou *plusieurs brancardiers*, d'autrefois, il faut le *brancard*.

I. — TRANSPORT PAR LES BRANCARDIERS SEULS.

A. *Conduite des blessés par les brancardiers.*

1. *Conduite par un seul brancardier.*

En règle générale, le brancardier se place toujours du côté opposé à la blessure lorsque celle-ci siège au tronc ou au membre supérieur.

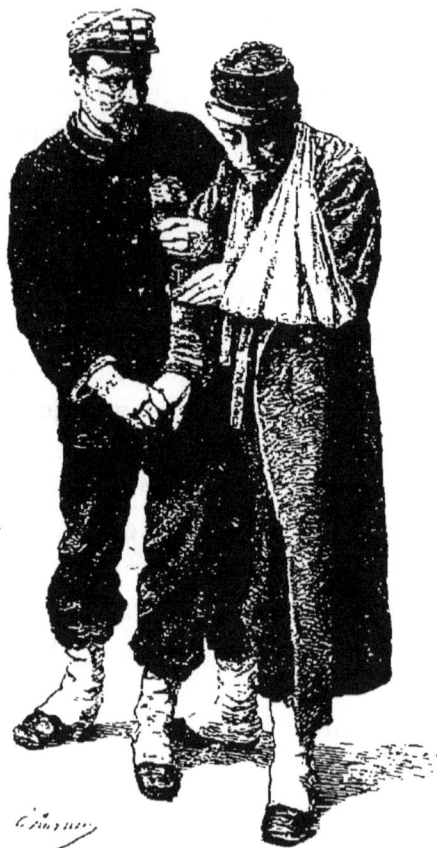

Fig. 72.

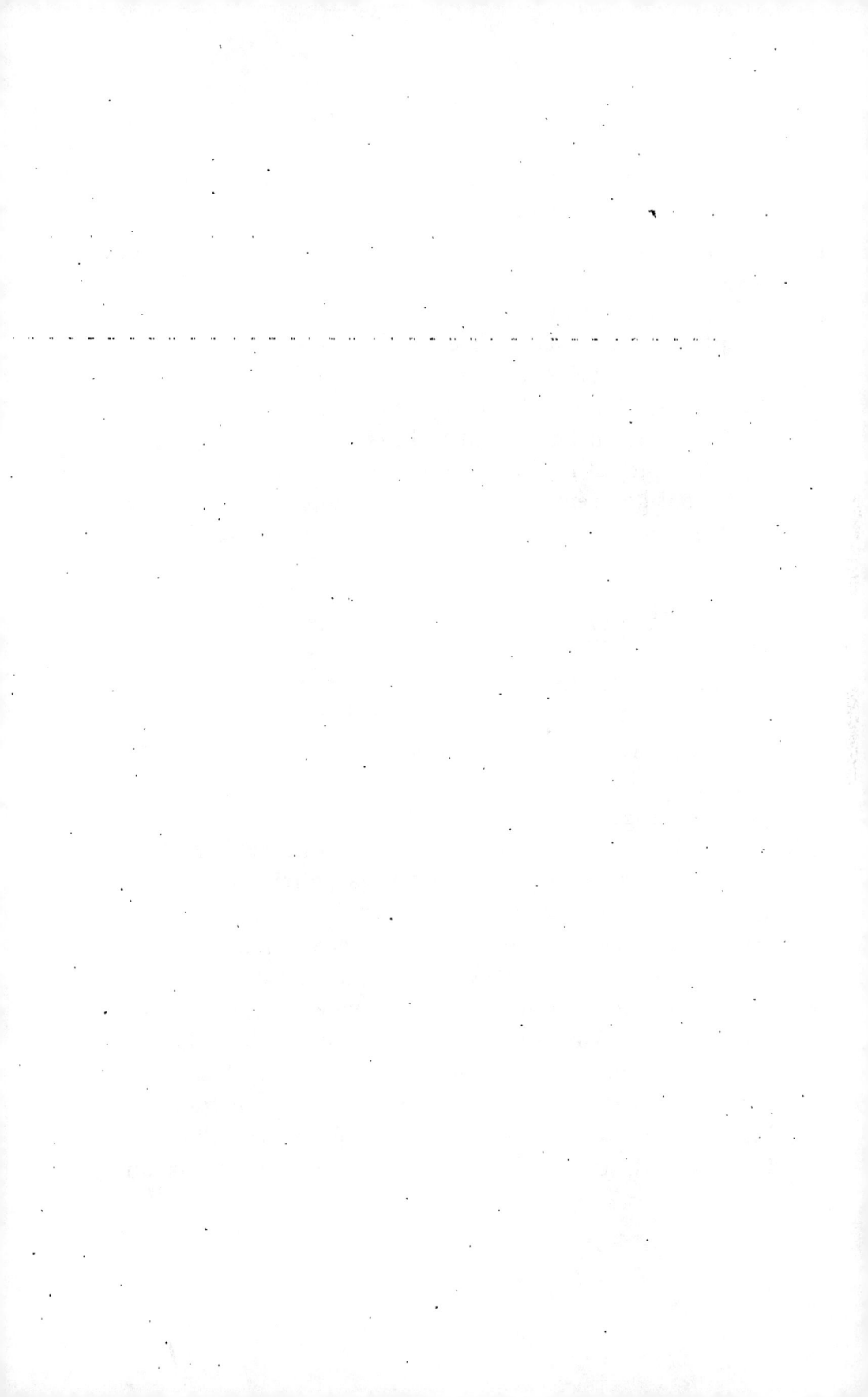

La conduite d'un blessé qui peut marcher par un seul brancardier peut se faire de différentes manières.

1° Le brancardier donne le bras au blessé et celui-ci s'appuie sur lui.

2° Le brancardier soutient le blessé à l'aide de son avant-bras (le gauche par exemple) placé dans l'aisselle (droite) du blessé, avec l'autre main (la droite), il saisit la main (droite) du blessé et tire sur elle (fig. 72).

3° Le brancardier prend le bras du blessé (le gauche par exemple) et le place sur la nuque, en saisit et en maintient l'extrémité avec la main (gauche) ; à l'aide de l'autre bras (droit), il soutient le blessé par le dos (fig. 73).

2. *Conduite par deux brancardiers.*

Deux brancardiers peuvent conduire un blessé qui a conservé l'usage des membres inférieurs :

1° en le prenant de chaque côté par le bras ;

2° en le soutenant par les aisselles comme il est dit plus haut (fig. 72) ;

3° en lui faisant prendre appui sur la nuque (fig. 73).

4° en le soutenant à la fois par la poitrine et le dos. Les deux brancardiers placés l'un à droite, l'autre à gauche du blessé, mettent chacun d'eux la main la plus éloignée sous l'aisselle du blessé, le pouce tourné en arrière, les autres doigts sur la poitrine. Ils soutiennent ainsi le blessé par les aisselles et le devant de la poitrine : chacun des brancardiers soutient encore le blessé par derrière, avec son autre main placée sur le dos du blessé à la hauteur de l'omoplate du côté opposé (fig. 74). Le blessé laissera pendre ses bras le long du corps, ou

8

s'il n'est pas trop faible, il se soutiendra en prenant point d'appui sur la nuque et les épaules des brancardiers.

B. Transport à bras d'homme.

1. Transport par un seul brancardier.

1° Transport à dos.

Un brancardier seul, suffisamment vigoureux, peut porter un blessé sur son dos, à la condition que le blessé ait assez de force pour le seconder par l'usage de ses bras. Cette manière de porter un homme est universellement connue (fig. 75).

Pour charger le blessé, le brancardier se place devant celui-ci en lui tournant le dos, et met un genou à terre ; il saisit ensuite le bras droit du blessé, le place sur son épaule droite en tirant la main jusque sur le devant de sa poitrine et se penche un peu en avant pour appuyer le blessé contre son dos. A l'aide de sa main gauche, il va à la recherche du bras gauche du blessé, le saisit à son tour et le place sur son autre épaule. Recommandant alors au blessé de l'embrasser autour du cou pour se maintenir, le brancardier empoigne le blessé solidement par les jarrets et les cuisses, le hisse sur son dos et se relève lentement et avec précaution (fig. 75.)

Pour se relever, le brancardier peut s'aider d'un bâton, d'un fusil, etc., afin de ne pas perdre l'équilibre.

2° Transport à bras.

Supposons un blessé étendu par terre ou couché sur un brancard ; pour le relever et le porter à bras, le

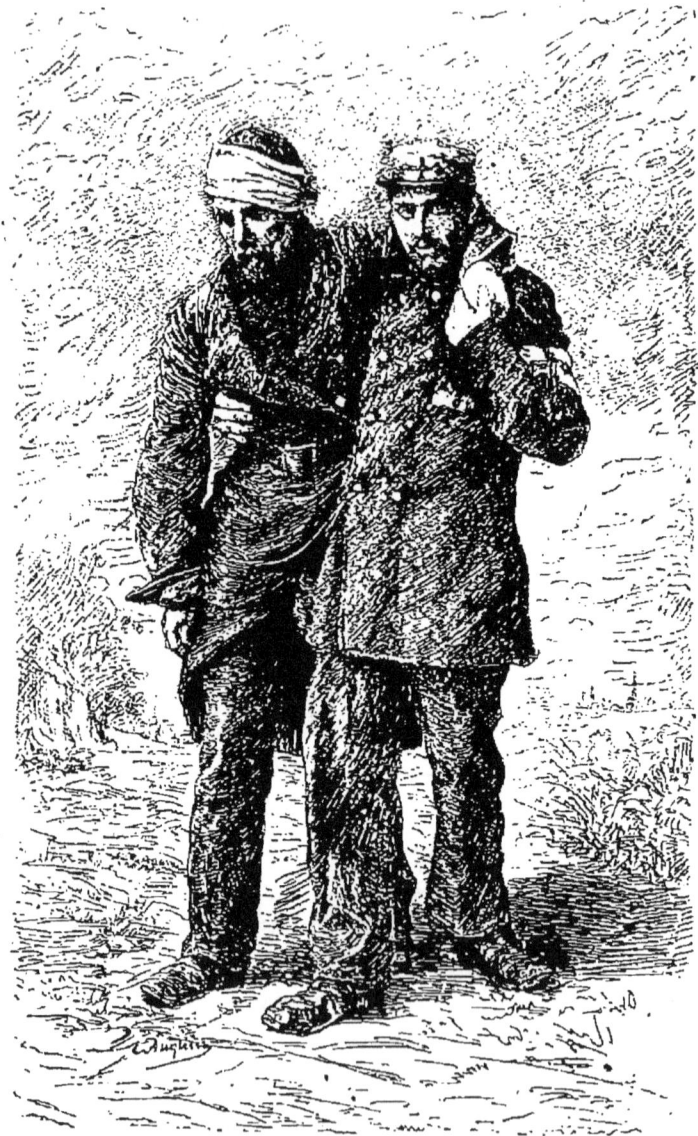

Fig. 73.

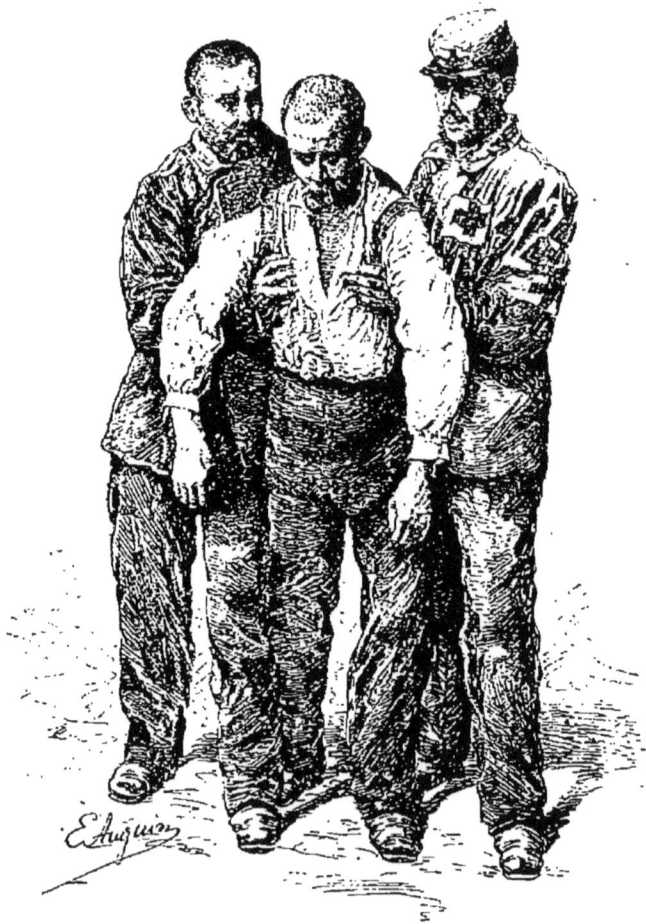

Fig. 74.

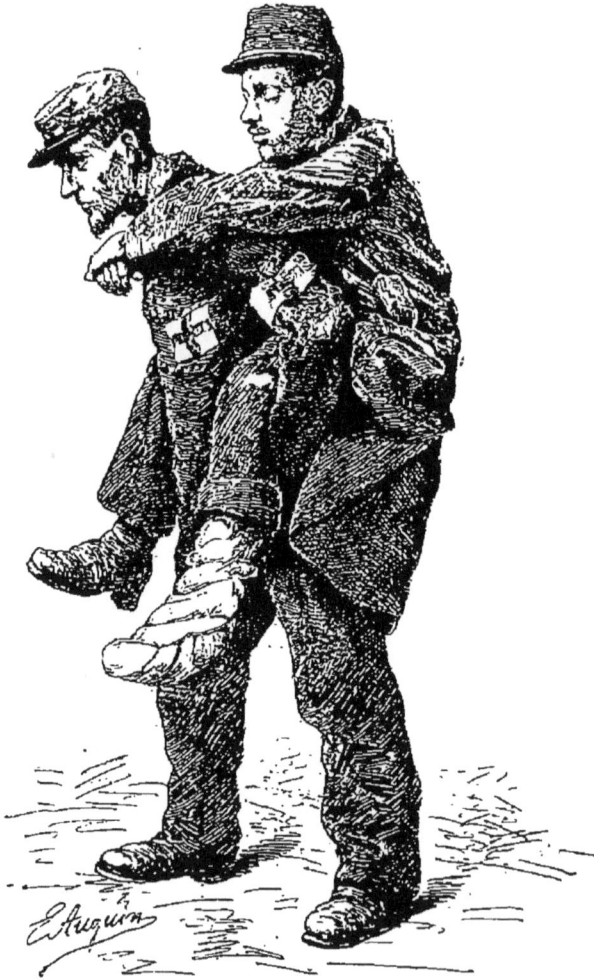

Fig. 75.

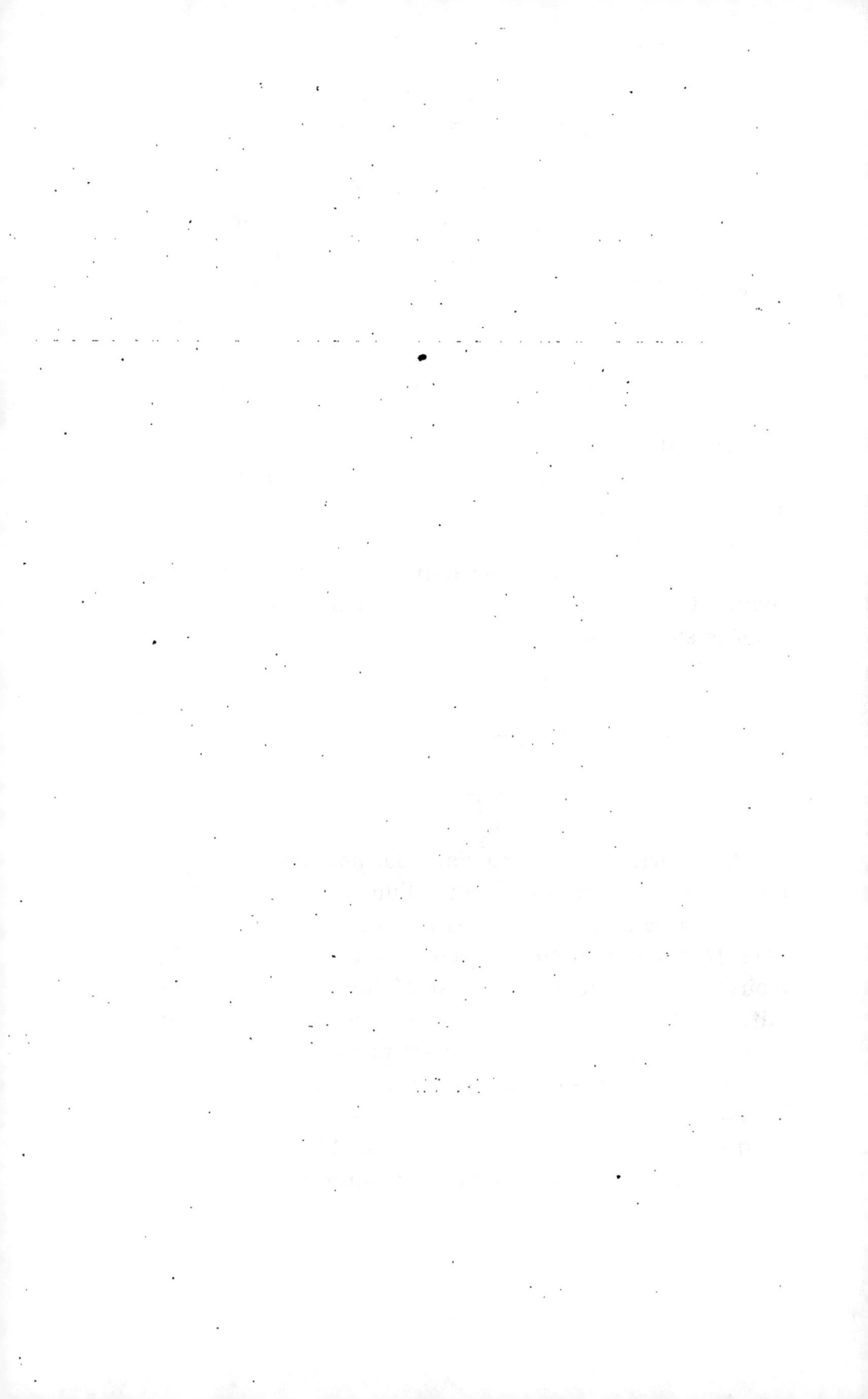

brancardier se place à la gauche du blessé, met un genou à terre, celui qui est tourné vers la tête du blessé, fléchit l'autre ; il passe sa main droite sous les reins du blessé, sa main gauche sous les cuisses qu'il rapproche l'une de l'autre ; le blessé place ses bras autour de la nuque du brancardier pour se soutenir. Se penchant un peu en arrière, le brancardier appuie le blessé contre la poitrine en lui donnant la position assise ; enfin, il se relève (fig. 77).

Pour faciliter ce mode de transport, le brancardier peut s'aider d'une longue écharpe, ou d'une couverture dont le milieu est appliqué autour des fesses et des reins du blessé et dont les extrémités passant l'une en avant et l'autre en arrière de la poitrine du porteur sont nouées sur l'épaule.

2. Transport par deux brancardiers.

1° Dans la position assise.

Pour porter un blessé dans la position assise, les deux brancardiers se placent l'un à droite, l'autre à gauche du blessé, la face antérieure du corps tournée vers lui ; ils mettent un genou à terre, celui qui se trouve vers la tête du blessé, et fléchissent l'autre. Cela fait, ils glissent les mains qui regardent vers la tête du blessé, sous le dos de celui-ci de manière à le soutenir en lui formant un dossier ; passant les deux autres sous les cuisses, ils se les saisissent l'une l'autre ; baissant ensuite la tête, ils recommandent au blessé de placer ses bras sur leur nuque pour se maintenir (fig. 78). Au

commandement de : *Attention*, les brancardiers soulèvent le blessé dans la position assise (fig. 79). Au commandement de : *Marche*, ils avancent, partant celui
de droite du pied droit, celui de gauche du pied gauche,
en marchant latéralement.

Si le blessé est atteint à l'un des membres supérieurs,
il prendra point d'appui sur la nuque d'un des brancardiers seulement ; s'il est trop faible pour faire usage de
ses bras, il les laissera pendre sur les genoux.

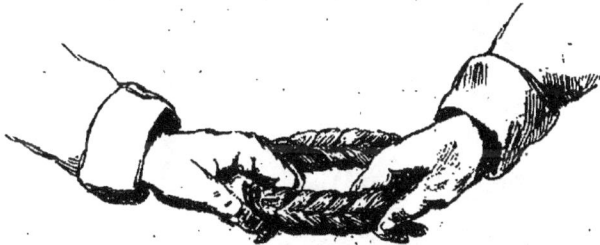

Fig. 76.

Les brancardiers peuvent se faciliter leur tâche en
improvisant une sellette qu'ils placeront sous le siège du
blessé. Ils peuvent se servir d'un mouchoir roulé et
noué par les extrémités, d'un rond de paille tressée
(fig. 76) etc. Quelques chirurgiens militaires recommandent une sellette en cuir ou en toile dont la disposition ressemble à un pliant sans pieds. Si le blessé a
assez de force pour se soutenir à l'aide de ses bras, les
deux brancardiers peuvent lui constituer un siège avec
les quatre mains enlacées. Chacun d'eux saisit son

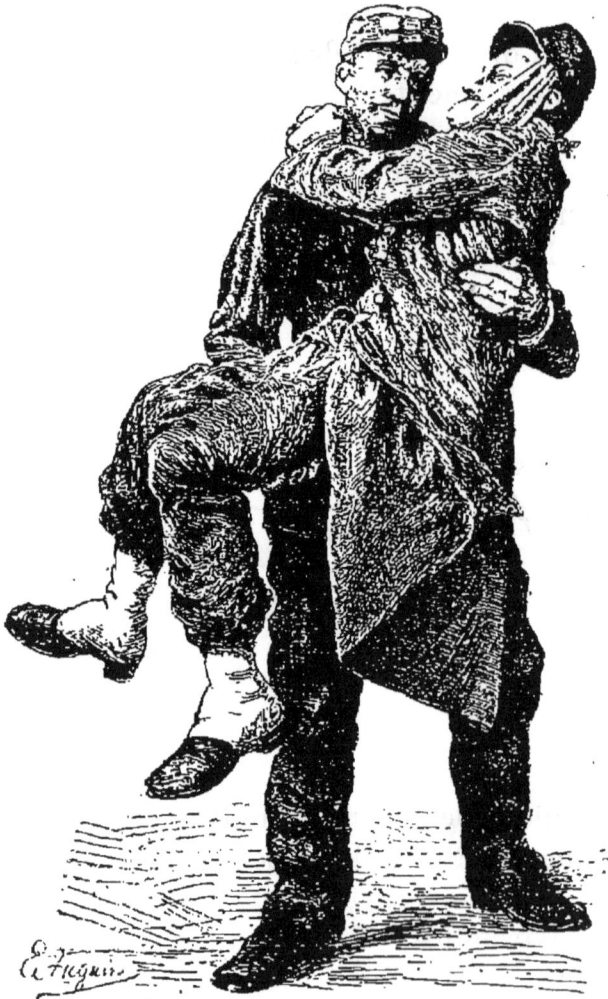

Fig. 77.

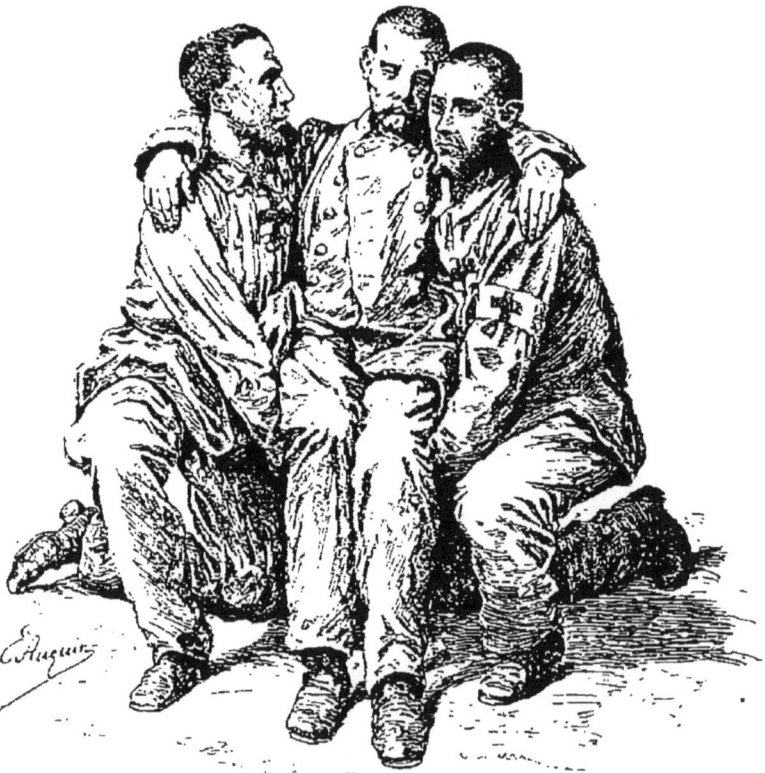

Fig. 78.

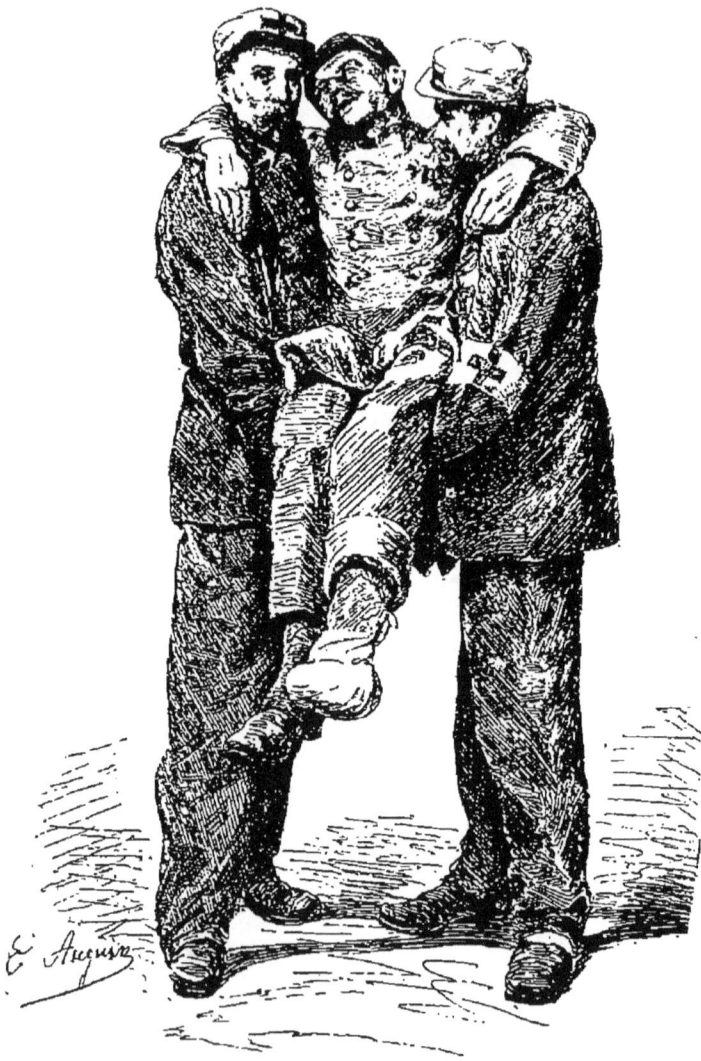

Fig. 79.

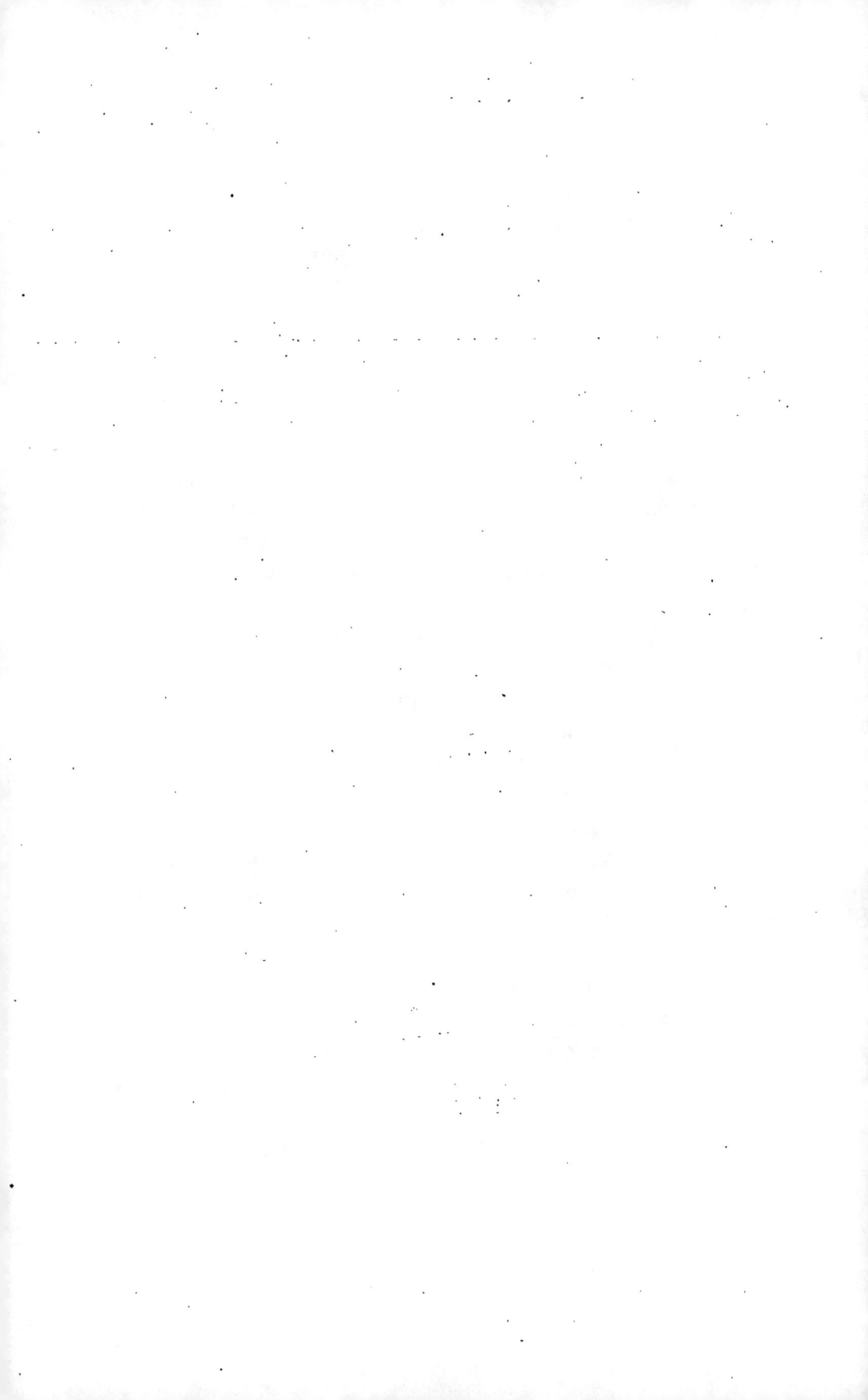

poignet droit avec la main gauche; puis avec la main droite il prend le poignet gauche de son camarade. Le blessé repose sur les quatre mains réunies et se soutient lui-même avec les bras passés autour du cou des deux brancardiers.

2° Dans la position couchée.

1° Blessé saisi par les deux extrémités du corps. — Le premier brancardier s'agenouille près de la tête du blessé, passe ses bras sous les aisselles et pose ses mains sur le devant de la poitrine du blessé ; embrassant ainsi par derrière le haut du tronc du blessé, il soulève celui-ci en appuyant sa tête contre la poitrine. Le deuxième brancardier se place entre les jambes du blessé en lui tournant le dos et met un genou à terre ; il passe ses bras sous les jarrets et ramasse les membres inférieurs du blessé. Les deux brancardiers opérant avec ensemble se relèvent et soulèvent le blessé. Celui qui est placé près de la tête pouvant suivre les mouvements de son camarade se charge des commandements : *Attention, debout;* au commandement de *Marche*, ils partent tous deux du même pied (fig. 80).

Le deuxième brancardier au lieu de se placer entre les jambes du blessé, peut se mettre sur l'un des côtés et saisir les deux membres inférieurs à la fois. Placé sur le côté gauche, il passera le bras droit par-dessus, le bras gauche par-dessous les membres inférieurs.

2° Blessé porté à bras avec membres inférieurs soutenus (fig. 82).

9

Les deux brancardiers se placent du même côté du
blessé, l'un à la hauteur de la poitrine, l'autre près des
membres inférieurs, et mettent un genou à terre. Le
premier glisse l'une des mains sous le dos et les épaules,
l'autre sous les fesses du blessé. Le second place les
mains sous les cuisses et les jambes du blessé. Celui-ci
passe ses bras autour du cou du porteur qui soutient
le haut du corps et vient ainsi en aide aux brancardiers.
Si le blessé est trop faible pour se tenir à la nuque
du premier porteur, un troisième brancardier peut
devenir nécessaire pour soutenir la tête.

Aux commandements de : *Attention, Debout*, les brancardiers se lèvent (fig. 82). Au commandement de :
marche, ils avancent avec précaution.

Ce mode de transport ne peut servir que pour
transporter un blessé à une très petite distance, d'ordinaire il ne sert que pour porter le blessé jusqu'au
brancard.

3. *Transport par trois, quatre et cinq brancardiers.*

Pour transporter un homme gravement blessé, le
concours de trois, quatre et cinq brancardiers peut
devenir nécessaire.

1° Transport par trois brancardiers.

Deux brancardiers saisissent et soulèvent le blessé
comme pour le transporter dans la position assise (fig.
79), un troisième se charge de soulever et de soutenir
les membres inférieurs. Ce mode de transport s'ap-

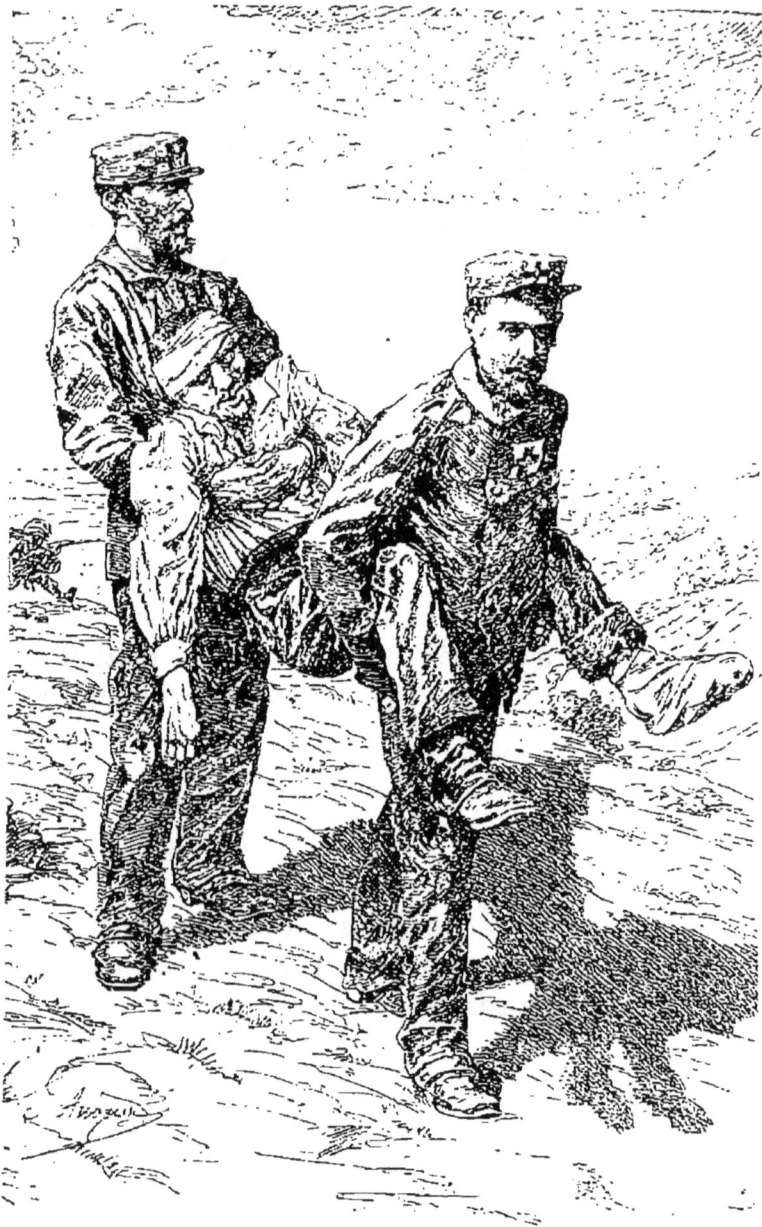

Fig. 80.

plique généralement aux blessés atteints aux membres inférieurs (fig. 81).

2° Transport par quatre brancardiers.

Les trois premiers brancardiers remplissent le même rôle que dans le transport précédent ; le quatrième soutient la tête avec les mains.

3° Transport par cinq brancardiers.

Ce mode de transport sert pour les blessés gravement atteints qui ne peuvent plus venir en aide aux brancardiers et pour ceux qui sont trop lourds pour pouvoir être portés par quatre hommes.

Deux brancardiers saisissent le blessé comme pour le transport dans la position assise, un troisième supporte le haut du corps et la tête ; les deux derniers soutiennent chacun une des extrémités inférieures.

C. Règles générales pour le relèvement et le transport des blessés.

Les porteurs agiront toujours avec douceur, sans précipitation et éviteront soigneusement les mouvements brusques qui, non seulement occasionnent des souffrances pour les blessés mais encore aggravent l'état de leur blessure.

Ils éviteront avec grand soin de porter les mains à l'endroit où siège la blessure, d'exercer des constrictions ou des tiraillements sur la partie blessée, de la laisser pendre sans soutien.

Ils saisiront le blessé *solidement*, mais sans rudesse, sans maladresse, et tout en se mettant à l'aise afin de pouvoir garder leur attitude pendant un certain temps et de ne pas s'exposer à lâcher prise.

Ils devront *opérer avec ensemble* ; pour cela l'un des porteurs, ordinairement celui qui supporte le haut du corps, se charge des commandements.

Au commandement de : *Attention*, ils se mettent en place, relèvent le genou qui est à terre. Au commandement de : *Debout*, ils se soulèvent lentement et avec régularité en évitant soigneusement toute secousse qui pourrait occasionner des douleurs. Ils veilleront à ce que toutes les parties du corps, en particulier les membres, soient bien soutenues ; à ce que l'extrémité d'un membre fracturé, par exemple, n'exerce pas, sous l'influence de son propre poids, des tiraillements douloureux et nuisibles sur la région blessée.

Au commandement de : *Marche*, ils se mettent en route, en avançant lentement et en fléchissant légèrement sur les jambes à chaque pas qu'ils font.

Pendant le transport, les brancardiers doivent marcher d'un pas égal, pas trop grand et sans mouvement en arrière.

La plupart des modes de transport que nous venons de décrire ne s'appliquent qu'au transport à petite distance. D'ordinaire ils ne servent qu'à porter un blessé jusqu'au brancard. Il est des circonstances néanmoins, dans lesquelles les brancardiers peuvent être appelés à les employer pour porter des blessés à une distance plus considérable ; ainsi, les brancards peuvent manquer, ou bien la disposition du terrain, les obstacles qu'il présente ne permettent pas de procéder autrement.

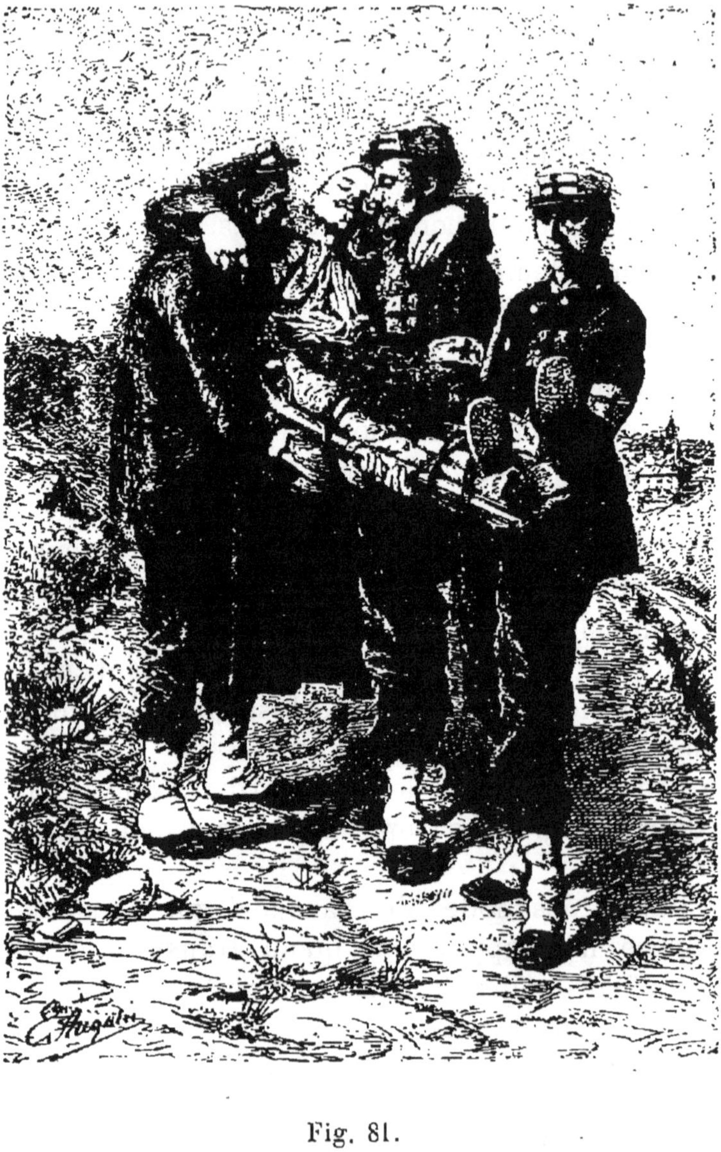

Fig. 81.

Les blessés graves, en général, ne doivent pas être portés à bras d'homme, car plus il y a de porteurs, plus on risque de secousses et d'irrégularités dans les manœuvres.

II. Brancard.

Le brancard est un appareil servant à transporter un malade ou un blessé, et dont l'usage est généralement répandu dans les hôpitaux et les ambulances. Il en existe de nombreux modèles.

Un bon brancard doit présenter les conditions suivantes : Simplicité de construction, facilité de maniement, solidité et légèreté, volume non exagéré, largeur et longueur suffisantes.

Tout brancard se compose de : 1° deux hampes ; 2° une toile ; 3° deux traverses d'écartement ; 4° quatre pieds ; 5° deux bretelles.

Tantôt ces différentes pièces, sauf les bretelles, sont réunies et fixées ensemble d'une manière invariable ; c'est le *brancard fixe* employé dans les hôpitaux. Tantôt le brancard peut se démonter et se remonter, c'est le *brancard mobile* usité sur les champs de bataille ; le brancard mobile doit pouvoir être monté et démonté facilement et rapidement.

1. Description du brancard

La Société a adopté comme brancard type le brancard militaire. Voici sa description :

1° Les hampes sont deux perches en bois longues

de 2ᵐ25, équarries sur toute leur longueur, arrondies à leurs extrémités qui doivent être bien en main.

2° La toile est clouée aux bords externes des hampes, dans les trois quarts de sa longueur. Dans le brancard monté, la partie mobile de la toile est relevée et fixée au moyen de deux œillets en laiton qui s'accrochent à deux boutons métalliques situés à la partie supérieure des pieds voisins. Celle-ci dépassant les hampes, il en résulte que la partie mobile de la toile, lorsqu'elle est tendue et accrochée, forme un plan incliné destiné à maintenir élevée la tête du blessé ; de là, son nom, têtière.

3° Les traverses servent à maintenir les hampes écartées ; elles sont métalliques et fixées à la face inférieure de la hampe gauche à l'aide d'un boulon en fer forgé et à tête plate autour duquel elles pivotent. A leur extrémité libre se trouve une échancrure dans laquelle s'engage, lorsque le brancard est monté, un bouton à tête plate fixé sur la face inférieure de la hampe droite.

4° A la face interne de chacune des hampes, il y a deux pieds en bois garnis de fer fixés par des boulons et pouvant être abaissés et relevés à volonté. Un petit taquet limite les mouvements en avant. Les taquets sont situés en avant des traverses, mais n'en sont séparés que par l'épaisseur des pieds ; aussi quand les traverses sont en place, elles arrêtent les pieds en arrière ; maintenus en avant par les taquets, en arrière par les traverses, les pieds sont solidement fixés.

Les pieds n'ont pas tous la même longueur ; ceux de l'extrémité têtière du brancard dépassent de 10 à 12 centimètres les hampes ; de plus, la partie qui s'étend de la hampe au sol est un peu supérieure à celle de la partie correspondante des deux autres pieds. Il en résulte, quand le brancard est monté et placé à terre, une légère pente allant de la tête vers les pieds.

5° *Bretelles.* — Une des extrémités porte une anse destinée à être engagée dans l'une des hampes ; l'autre extrémité porte une boucle et une patte de cuir percée de trous qui engagée dans la boucle forme une deuxième anse dans laquelle on fait passer l'autre hampe du brancard. Grâce à cette disposition, on peut allonger et raccourcir les bretelles et régler leur longueur sur la taille des brancardiers.

2. *Montage du brancard.*

Deux brancardiers sont nécessaires pour monter un brancard. L'opération comprend cinq temps :

PREMIER TEMPS. *Saisir le brancard ; défaire les bretelles.* — Les brancardiers saisissent le brancard par les extrémités des hampes et glissent celles-ci sous le bras gauche. Ils portent le pied droit en avant et se fendent.

Ils débouclent et déroulent les bretelles ; chacun d'eux place en travers sur le cou la bretelle qu'il a déroulée.

DEUXIÈME TEMPS. *Dérouler la toile ; écarter les hampes.* — Prenant une hampe de chaque main, les brancardiers déroulent la toile et déploient le brancard, puis le renversent de manière que sa partie inférieure regarde en haut. Ils maintiennent les hampes écartées et en appuient les extrémités sur les cuisses.

TROISIÈME TEMPS. *Relever les pieds.* — Les brancardiers relèvent les pieds du brancard et les mettent perpendiculairement aux hampes ; les extrémités inférieures, c'est-à-dire celles sur lesquelles doit reposer le brancard, sont dirigées en haut. Le brancardier qui est à la tête du brancard, saisit la tétière et la ramène vers lui pour la fixer dans les boutons qui se trouvent à la partie supérieure des pieds voisins.

QUATRIÈME TEMPS. *Fixer les traverses.* — Les brancardiers font pivoter les traverses et les fixent en engageant leur extrémité échancrée dans le bouton à tête correspondant. Il faut avoir soin de maintenir les faces des hampes bien parallèles, sans cela l'extrémité de la traverse vient butter contre la face inférieure du bouton et son échancrure s'engage mal ; lorsque le brancard n'a pas encore servi, que la toile n'a pas encore prêté ou s'est rétrécie sous l'influence de l'humidité, ce temps peut présenter quelque difficulté.

CINQUIÈME TEMPS. *Retourner le brancard et le poser à terre* — Le brancard étant monté, est retourné et placé à terre. Le brancardier de tête reste en place, l'autre fait demi-tour ; l'un et l'autre engagent les hampes dans les anses des bretelles.

3. *Démontage du brancard.*

PREMIER TEMPS. Le brancard étant posé à terre, les brancardiers dégagent les bretelles. Ils saisissent les hampes et retournent le brancard de façon que la face inférieure soit dirigée en haut. Fléchissant sur les jambes, ils appuient les extrémités des hampes sur les cuisses.

DEUXIÈME TEMPS. *Dégager les traverses.* — Pour dégager les traverses, il faut écarter les hampes jusqu'à ce que l'extrémité échancrée de la traverse se dégage du bouton. Quand le brancard est neuf, ou que la toile est rétrécie par l'humidité, ce temps peut exiger le déploiement d'une certaine force. La têtière est détachée par le brancardier de tête ; cela fait, les traverses sont ramenées le long des hampes.

TROISIÈME TEMPS. *Rabattre les pieds.* — Les brancardiers rabattent les pieds et les ramènent parallèlement aux hampes ; celui qui est à la tête du brancard replie la têtière sur la toile.

QUATRIÈME TEMPS. *Rouler la toile.* — Chacun des brancardiers saisit les extrémités des hampes qui lui correspondent et leur imprime un mouvement de rotation en dedans pour les enrouler dans la toile. Celle-ci doit être roulée de façon que la partie qui est en contact avec le blessé dans le brancard monté soit roulée en dedans ; les brancardiers auront soin de maintenir la têtière repliée et de tenir les traverses appliquées contre la face inférieure de la hampe gauche, autrement l'enroulement est très difficile et le paquet formé par le brancard replié devient volumineux.

Pour exécuter facilement ce temps, les brancardiers peuvent se placer le long des côtés du brancard.

CINQUIÈME TEMPS. *Attacher le tout avec les bretelles.* — Chacun des brancardiers passe l'extrémité de l'une des hampes dans l'anse d'une bretelle et roule celle-ci autour du brancard replié. Pour terminer, les deux bretelles sont attachées ensemble.

4. *Brancards perfectionnés.*

La Société de secours a essayé de perfectionner le brancard type. Parmi les principales modifications nous citerons :

1° La *mobilité donnée à la toile du brancard.* Celle-ci n'étant plus fixée sur les hampes que par une corde passée dans des anneaux, se sépare du brancard dès que la corde est retirée. Cette disposition permet de laver la toile toutes les fois qu'il est nécessaire. Elle permet aussi de déposer le blessé sur un lit sans lui imposer un nouveau transbordement. Il suffira de placer directement sur le lit, le brancard avec le blessé qui l'occupe ; détachant ensuite la corde, il sera aisé d'enlever le brancard laissant à la fois sur le lit et le blessé et la toile du brancard.

2° Les *traverses articulées.* — Grâce à un mécanisme ingénieux, les traverses articulées agissent sur les pieds et les relèvent ou les abaissent, selon que les hampes du brancard s'écartent ou se rapprochent.

Ces brancards perfectionnés n'ont pas été adoptés d'une manière générale.

Dans quelques armées étrangères, on s'est servi de *brancards à roues.* La manœuvre de ces brancards est très simple. Elle consiste dans l'assemblage de deux roues, puis dans le chargement du brancard sur les roues.

Les brancards à roues *perfectionnés* sont munis de ressorts pour amortir les secousses imprimées par l'irrégularité du terrain et d'une toile pour abriter contre le soleil et la pluie. Le brancard à roue doit être poussé, car le mouvement est plus doux pour les blessés que lorsqu'il est tiré. Un seul homme suffit ordinairement pour faire avancer l'appareil.

5. *Chargement des blessés. Couchage sur le brancard.*

Les brancardiers en abordant un blessé déposent le brancard à proximité. Ils peuvent procéder au chargement du blessé de plusieurs manières. Tantôt le blessé est soulevé puis porté vers le brancard ; tantôt, il est soulevé, et le brancard est glissé sous lui. Un chef brancardier est indispensable pour diriger ces manœuvres.

1° *Soulever le blessé et le porter vers le brancard.* — Le brancard est placé soit *parallèlement au blessé*, à un pas de distance, la tête du brancard vis-à-vis celle du blessé, soit *en ligne droite sur le prolongement du blessé* ; la tête du brancard contre les pieds du blessé. Les brancardiers relèvent le blessé dans une position qui leur permet de marcher et qu'ils peuvent garder pendant le temps nécessaire pour atteindre le brancard. Ils le soulèvent en le saisissant, selon les cas, tantôt *d'un côté* (fig. 77, 82), tantôt *des deux côtés* (fig. 79, 83).

Le blessé étant soulevé par un seul brancardier suffisamment vigoureux (fig. 77) ou tenu *d'un seul côté* par deux brancardiers (fig. 82), et le brancard étant placé parallèlement au blessé, les brancardiers au commandement de : *marche*, avancent lentement vers le brancard qui est placé de l'autre côté du blessé.

Si, au contraire, la tête du brancard est placée contre

les pieds du blessé, les brancardiers marchent latéralement pour se diriger vers le brancard.

Le blessé étant *saisi des deux côtés*, le brancard doit nécessairement être placé contre les pieds du blessé. Au commandement de : *marche*, le porteur de droite part du pied droit et le porteur de gauche du pied gauche ; marchant latéralement, les deux brancardiers se dirigent vers le brancard. Arrivés près de lui, ils éviteront de l'enjamber et redoubleront de précautions pour ne pas faire de chute (fig. 83).

Lorsque le blessé est au-dessus du brancard, au commandement de : *halte*, les brancardiers s'arrêtent. Au commandement de : *posez*, ils déposent le blessé sur le brancard.

Même manœuvre si le blessé est soutenu par trois brancardiers (fig. 81).

2° *Soulever le blessé et glisser le brancard sous lui.* Deux hommes soulèvent le blessé et le soutiennent à bras ; un troisième place le brancard sous lui, en faisant attention de ne pas pousser ses camarades. Le brancard doit être placé de manière que les deux premiers brancardiers n'aient qu'à se baisser pour déposer le blessé. Au commandement de : *posez*, ceux-ci couchent le blessé sur le brancard.

Si le blessé est relevé par trois hommes (fig. 81), il peut se faire qu'une fois soulevé, il puisse saisir autour du cou le brancardier qui se trouve du même côté que celui qui tient les membres inférieurs. Dans ce cas la manœuvre devient identique à la précédente. Le brancardier devenu libre, cherche le brancard et le place directement contre les pieds des brancardiers qui tiennent le blessé soulevé.

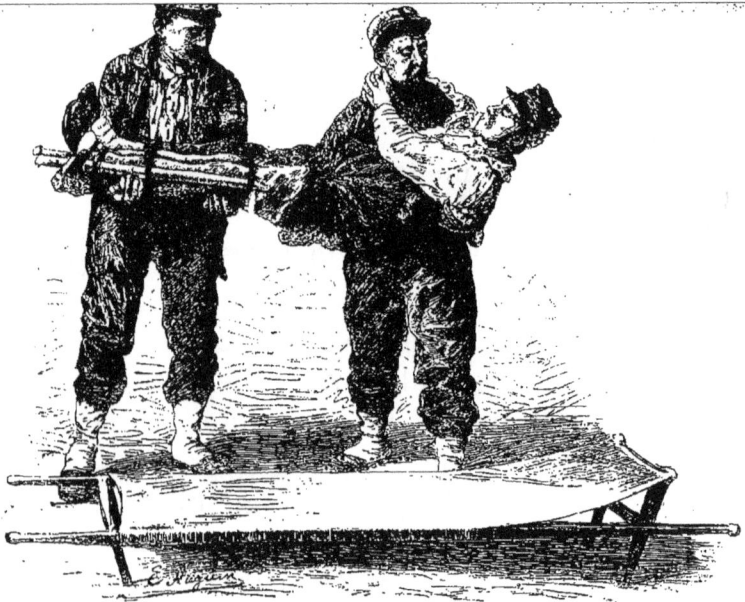

Fig. 82.

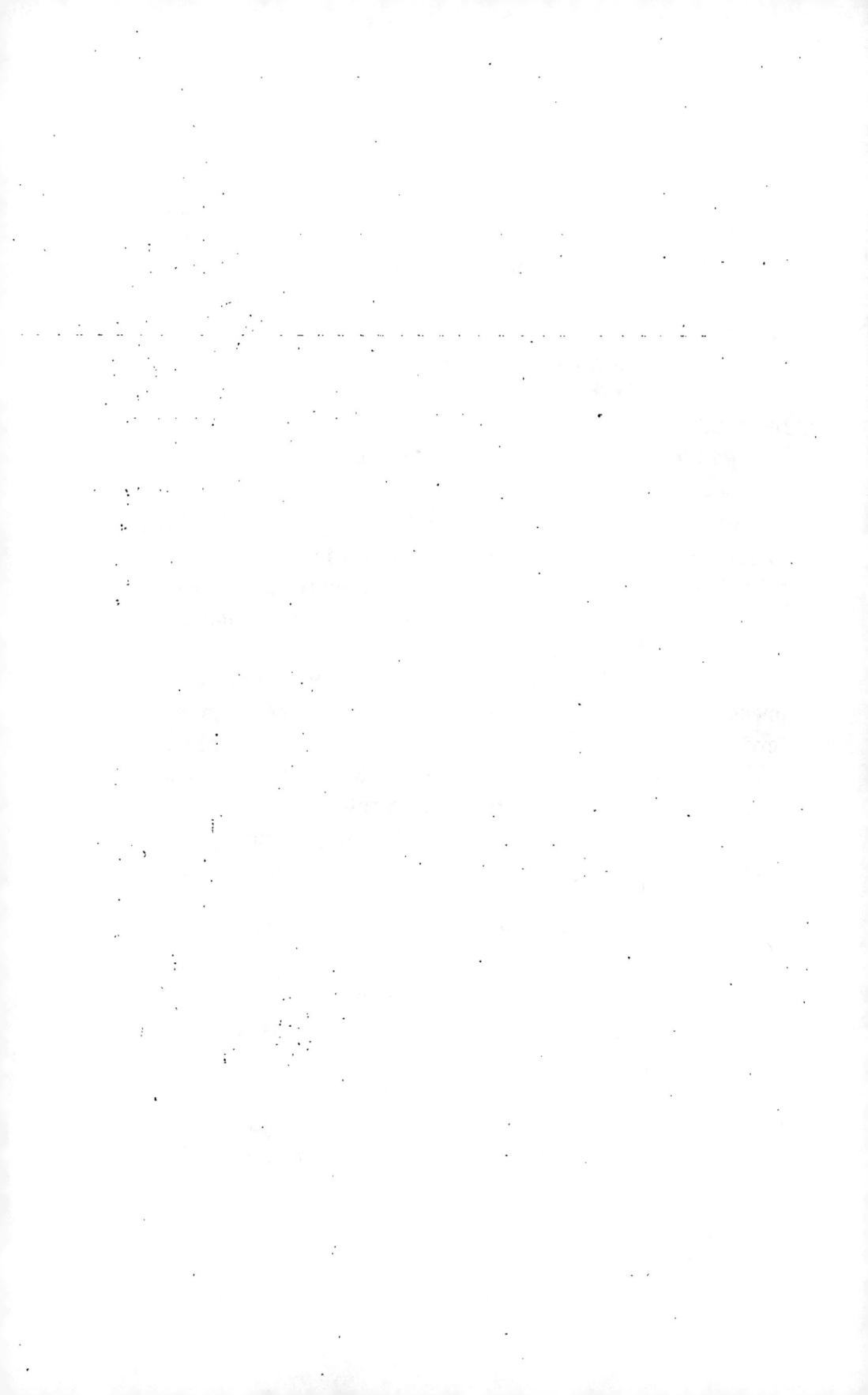

En soulevant le blessé pour glisser le brancard sous lui, les brancardiers se fatiguent moins et risquent moins d'imprimer des secousses douloureuses au blessé qu'en portant celui-ci vers le brancard. Ils doivent donc employer de préférence la première manœuvre et y avoir recours toutes les fois qu'ils le pourront.

C'est le chef brancardier qui se charge de poser le brancard et ce n'est qu'après s'être assuré que celui-ci occupe bien la place voulue, qu'il commande de déposer le blessé.

Précautions à prendre pendant le chargement du blessé. Avant le chargement, les brancardiers auront soin d'enlever tous les objets qui peuvent gêner. Ils placeront le brancard le plus convenablement possible, afin de faciliter la manœuvre.

Pendant le chargement, ils observeront les mêmes préceptes que pour le relèvement des blessés. Ils éviteront toute douleur et tout dommage pour le blessé.

Ils opèreront avec ensemble pendant qu'ils déposent le blessé comme ils le font pour le relever.

Du premier coup, le blessé doit occuper sur le brancard la position qu'il conservera pendant le transport.

6. *Position à donner au blessé.*

Règles générales. — La position à donner au blessé sur le brancard varie avec le siège de la blessure, mais elle est soumise à certains préceptes généraux. Ainsi, cette position ne doit pas être douloureuse, elle doit être stable, afin que le blessé puisse la garder jusqu'à son arrivée à l'ambulance et qu'on ne soit pas obligé de la corriger pendant le trajet.

La meilleure position à donner au blessé est de le coucher sur le dos, la tête légèrement relevée sur la têtière, les membres supérieurs étendus le long du corps et les membres inférieurs allongés ou légèrement fléchis (fig. 84). Quand la position n'est pas stable par elle-même on cale le blessé ou la partie blessée avec les différents objets que l'on a sous la main. Des vêtements roulés et pliés, certaines pièces de l'équipement, un sac, par exemple, peuvent servir dans ce but. Les brancardiers ne perdront jamais de vue la région où siège la blessure.

La partie blessée doit toujours être placée dans une attitude naturelle, dans l'immobilité absolue et dans le plus grand état de relâchement possible. Il faut avoir soin que rien ne puisse appuyer sur la blessure, ni frotter contre elle pendant le transport; il faut encore éviter la constriction et l'étranglement par les vêtements, afin de ne pas gêner la circulation du sang dans la partie blessée.

Rappelons que certains accidents, les hémorragies, exigent une position spéciale, la position élevée. Dans le couchage des membres fracturés, il faut songer à l'influence de la pesanteur. L'extrémité périphérique d'un membre fracturé peut être entraînée par son propre poids et déterminer des déplacements douloureux dans les fragments de la fracture.

Position à donner au blessé suivant la blessure. — En cas de blessure de la face ou du sommet de la tête, coucher le blessé sur le dos, la tête appuyée sur la têtière du brancard, reposant sur un coussin improvisé avec une couverture, un manteau, de la paille, de l'herbe ou autrement.

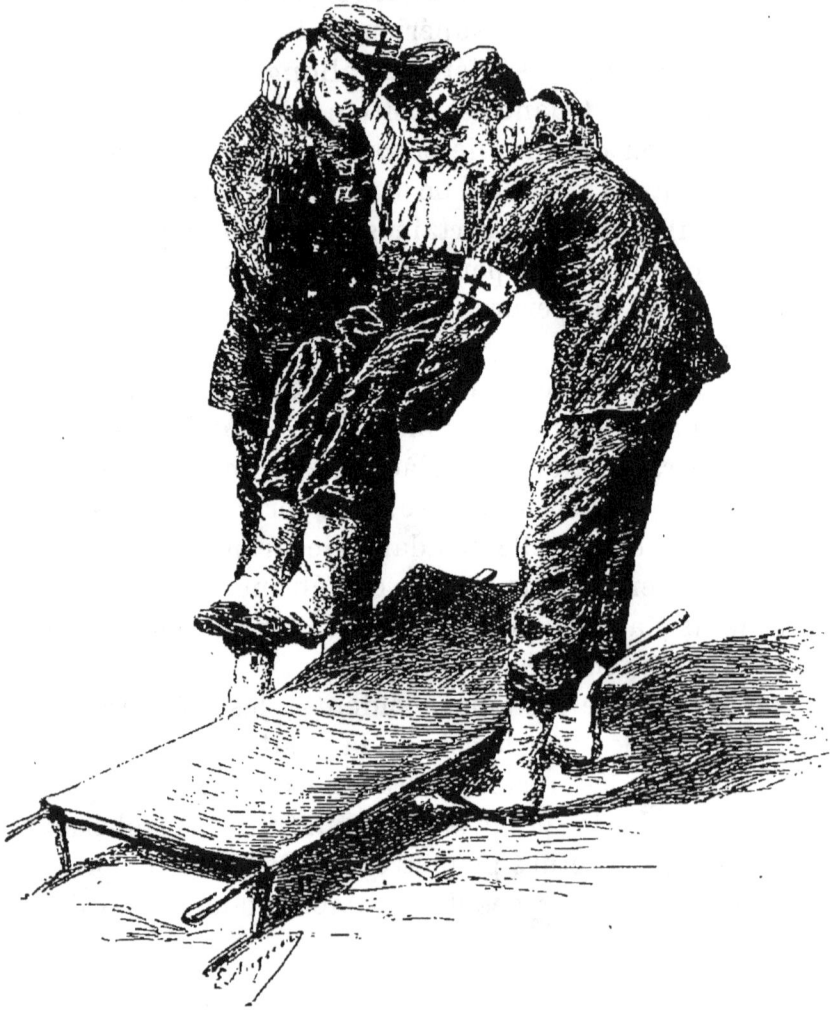

Fig. 83.

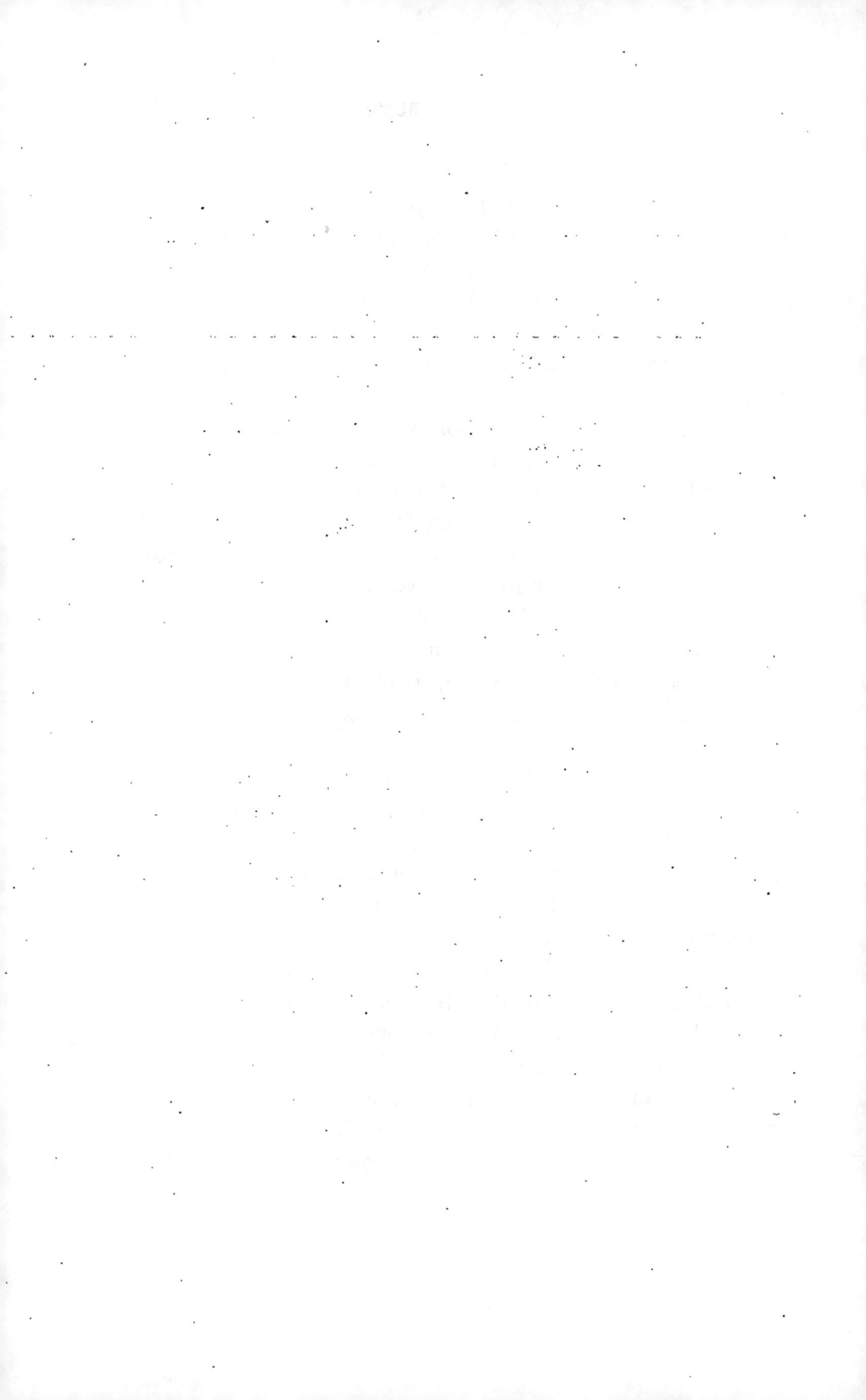

Pour immobiliser la tête on peut utiliser une couverture ou la capote du blessé ; pliée en long et roulée à ses extrémités, celle-ci représente une gouttière qui, glissée sous la nuque, forme coussin de chaque côté ; le tout est fixé autour de la tête au moyen d'un mouchoir ou d'une cravate.

Si la plaie siège sur la partie antérieure ou latérale du cou, la tête doit être rapprochée de la poitrine.

Dans les blessures de la poitrine, le blessé est couché sur le dos ; pour faciliter la respiration, il faut relever les épaules, parfois au point que le blessé se trouve presque dans la position assise. Dans certains cas, il est bon de donner une légère inclinaison ou incurvation vers le côté blessé. Quand la blessure siège sur les parties latérales, il est préférable de faire reposer le blessé sur le côté opposé à la blessure.

Dans les plaies du ventre, le blessé est couché sur le dos, la partie supérieure du corps légèrement soulevée ; les cuisses et les jambes sont fléchies et soutenues avec des vêtements ou autrement.

Quand la blessure siège à la partie postérieure de la tête, à la nuque, au dos, aux fesses, etc., le blessé peut être couché sur le dos, à condition de protéger la région blessée contre les pressions par un rond de paille, ou quelque autre moyen improvisé ; mieux vaudra le coucher sur le côté avec soutien dans le dos, les jambes légèrement fléchies. Dans certains cas, on ne peut faire autrement que de coucher le blessé sur le ventre. Pour rendre cette position moins pénible, la poitrine sera soulevée, la face tournée de côté de manière à laisser libre le nez et la bouche. Si la blessure le permet, le blessé peut encore rendre cette

position moins fatigante en prenant point d'appui sur
ses bras croisés en avant et reposant sur le brancard
(fig. 85).

En cas de blessure de l'extrémité supérieure, le blessé
est couché sur le dos, le membre supérieur atteint, fléchi
dans le coude, muni ou non d'un appareil, devra reposer autant que possible sur un coussin (manteau replié,
par exemple) placé sur le brancard, à côté du blessé.
L'avant-bras et la main peuvent appuyer sur la poitrine ou le bas-ventre.

Les blessés atteints aux membres inférieurs sont
couchés sur le dos, le membre blessé placé dans une
position élevée. Si la blessure siège à la cuisse et n'in-
téresse que les parties molles, le membre inférieur est
placé dans la demi-flexion. Si le membre est entouré
d'un appareil à fracture, il est placé dans l'extension ou
sur un plan légèrement incliné de l'extrémité vers la
racine du membre. Lorsque la blessure existe à la
jambe, celle-ci sera placée dans une position élevée et
légèrement fléchie sur la cuisse (fig. 26).

Si la blessure siège au cou-de-pied ou au pied, la jambe
et le pied sont placés sur un coussin et couchés sur le
côté opposé à la blessure.

7. Transport du brancard chargé.

Le brancard est porté par deux ou par quatre
hommes ; le plus souvent deux suffisent. Les hommes
qui manœuvrent un brancard prennent le nom de servants ; ils sont appelés, suivant leur position et leur
rôle : servant de tête, servant des pieds ; s'ils sont au
nombre de quatre, on distingue encore les servants de

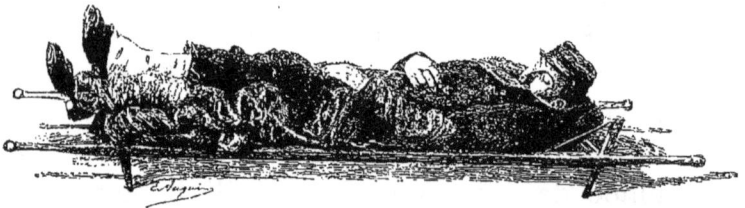

Fig. 84.

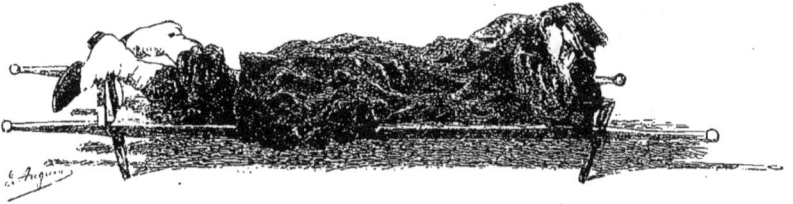

Fig. 85.

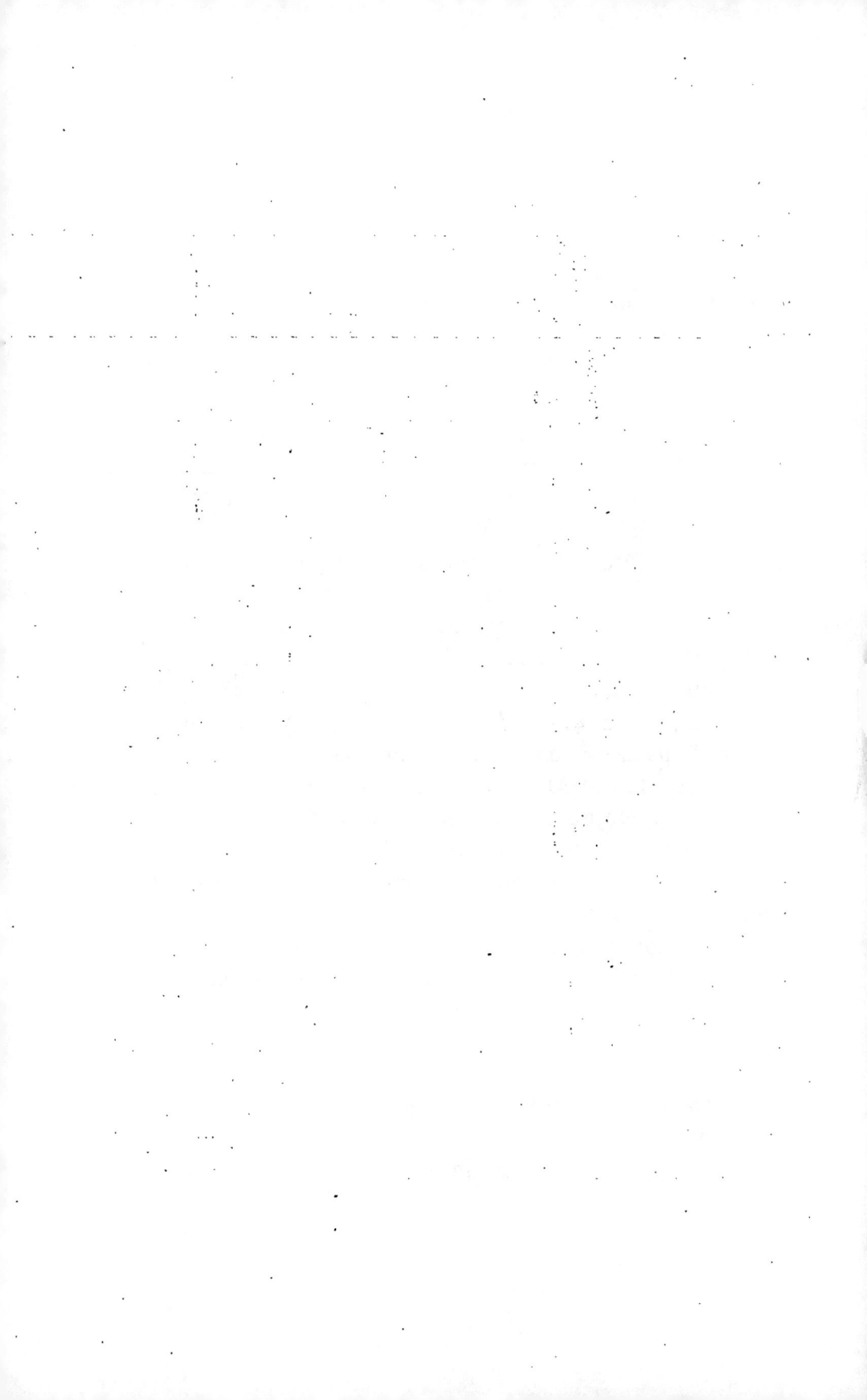

droite et les servants de gauche ou bien ils prennent les numéros 1, 2, 3 et 4.

Quand le transport se prolonge, il exige des brancardiers de rechange.

Toutes les manœuvres doivent être faites à commandements ; aussi doit-il toujours y avoir un chef brancardier, celui-ci se place à la tête de manière à surveiller le blessé.

1° *Transport par deux brancardiers.* — Pour *enlever le brancard*, les deux servants s'engagent entre les hampes. le servant des pieds tourne le dos au brancard, tandis que le servant de tête fait face au brancard ; c'est le servant de tête qui commande. Les porteurs doivent autant que possible être de même taille ; s'ils sont de taille inégale, le plus grand devient servant de tête. Il importe que le blessé se trouve sur un plan à peu près horizontal.

Au commandement de : *attention*, les servants se baissent, passent les bretelles sur le cou, les assujétissent et les règlent à leur taille. Cela fait, ils saisissent à pleine main les poignées des hampes ; le brancardier de derrière, les mains en arrière de la bretelle, celui de devant, les mains sur la bretelle ou un peu en avant.

Au commandement de : *debout*, les porteurs se relèvent et soulèvent le brancard. Si le brancardier servant des pieds porte une giberne, il la fait passer en avant, afin qu'elle ne puisse rencontrer les pieds du blessé.

Au commandement de : *marche*, les brancardiers se mettent en marche (fig. 86), ils partent chacun du pied opposé ; le brancardier de devant du pied gauche ;

celui de derrière du pied droit. En partant chacun
du pied opposé et en rompant le pas, les porteurs dimi-
nuent le balancement du brancard. Lorsque les deux
brancardiers marchent au pas, ils impriment au brancard une inclinaison latérale, qui se répète chaque
fois qu'ils posent le pied à terre ; il en résulte une
sorte de roulis pénible pour le blessé.

Le pas doit être régulier, égal et modérément
cadencé pour ne pas communiquer au blessé des
secousses fatigantes et douloureuses.

Le pas doit être petit ; en faisant un pas trop allongé,
le brancardier imprime à son corps un mouvement très
accusé d'oscillation de haut en bas, qui se transmet
indirectement au blessé. De plus, le brancardier de
l'arrière s'expose à butter contre la traverse du brancard. Pour les brancardiers militaires, le pas est réduit aux 2/3 de sa longueur ordinaire.

Les brancardiers doivent marcher en fléchissant
les cuisses et les genoux et en traînant les pieds, c'est-
à-dire en levant ceux-ci tout juste ce qu'il faut pour
éviter les obstacles. Ils empêcheront ainsi les oscilla-
tions trop marquées du corps.

Au commandement de : *halte*, les brancardiers s'arrêtent ; au commandement de : *à terre*, ils déposent le
brancard lentement, avec précaution et avec ensemble.
Ces deux derniers commandements doivent être donnés
par le servant de devant. C'est en effet au brancardier
de derrière à suivre les mouvements du brancardier
de devant, celui-ci ne pouvant voir ce que fait son
camarade.

Quand le transport se prolonge, les porteurs déposent
de temps à autre le brancard pour se reposer un mo-

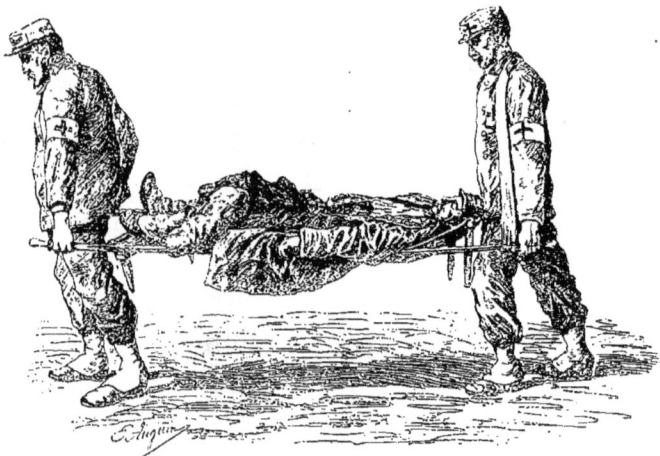

(Fig. 86.)

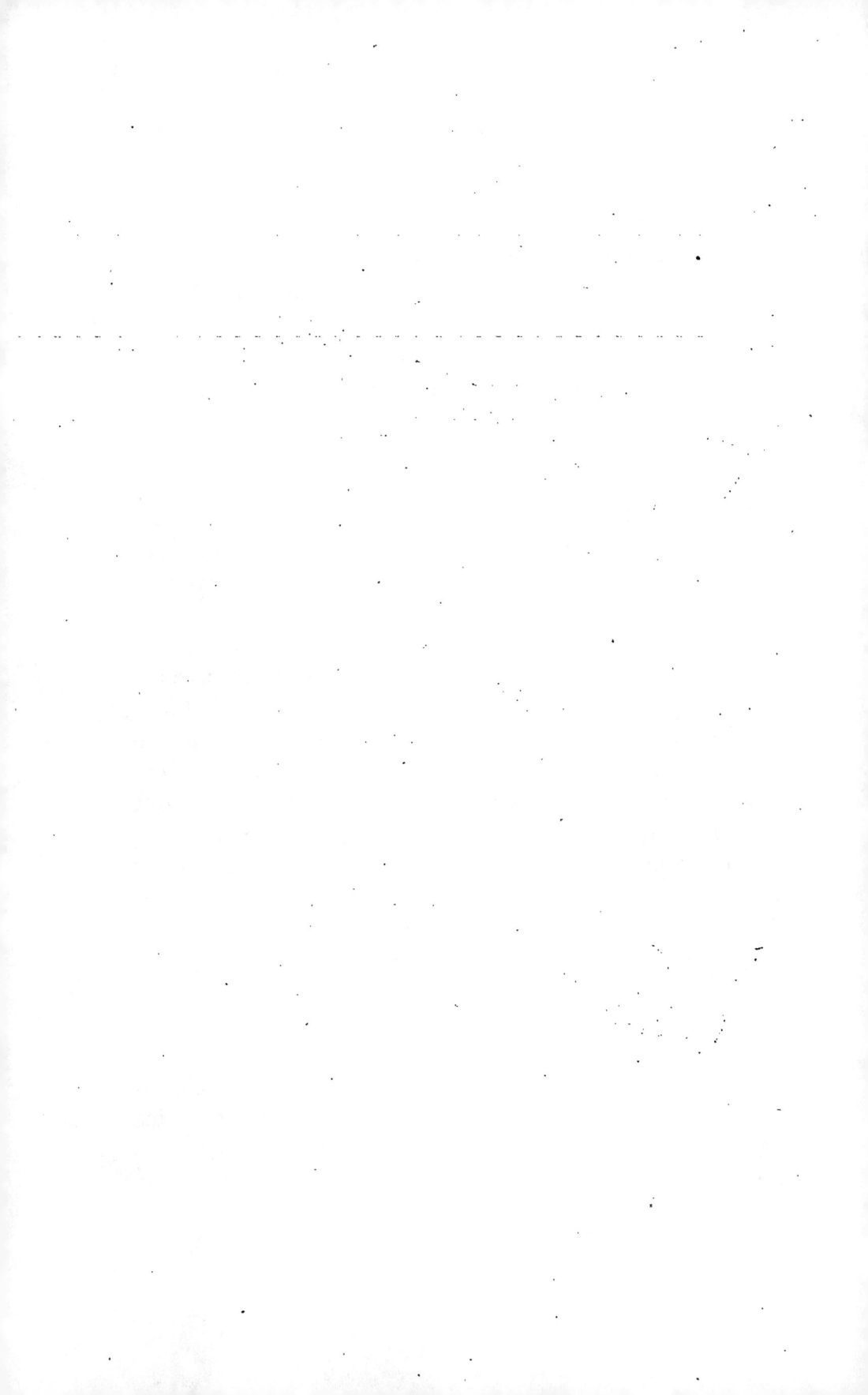

ment et pour éviter la pression prolongée des bretelles sur la nuque.

2° *Transport par quatre hommes.* — Les brancardiers se placent à chaque extrémité du brancard, en dehors des hampes, et se font face.

Au commandement de : *attention*, ils se baissent et saisissent avec les deux mains l'extrémité de la hampe voisine.

Au commandement de : *enlevez*, ils se relèvent et soulèvent le brancard à la hauteur des épaules.

Faisant un quart de tour dans la direction vers laquelle ils doivent aller, ils placent la hampe sur l'épaule correspondante et la maintiennent avec la main du même côté.

Au commandement de : *marche*, ils partent, ceux de devant avec le pied gauche, ceux de derrière avec le pied droit.

Arrivés à destination, au commandement de : *attention*, ils prennent les hampes des deux mains, soulèvent le brancard afin de dégager l'épaule, et se tournent pour faire face au brancard. Au commandement de : *à terre*, ils abaissent le brancard en opérant avec lenteur et précaution, afin de le maintenir horizontalement et d'éviter le déplacement ou la chute du blessé.

Un transport prolongé demande des brancardiers de rechange.

8. — *Marche avec le brancard.*

Le brancardier qui est en avant règle la marche, il indique les changements de direction, prévient des obstacles de la route, des accidents de terrain qu'il faut éviter.

Les brancardiers doivent s'efforcer de maintenir constamment le brancard dans un plan horizontal, les uns en fléchissant, les autres en allongeant les avant-bras selon l'inclinaison du sol.

Ces précautions ne suffisent plus lorsqu'il s'agit de gravir une côte ou de monter un escalier.

1° *Marche dans un terrain incliné ou dans un escalier.* Quand il s'agit de *gravir une côte*, ou de *monter un escalier*, le servant de tête passe le premier ; en descendant, ce sera l'inverse, afin que la tête du blessé soit toujours plus élevée que les pieds. Il faut faire exception pour les blessés atteints de fracture aux membres inférieurs ; chez ceux-là, les pieds doivent toujours être plus élevés que la tête, afin d'éviter que le fragment supérieur de l'os fracturé entraîné par le poids du corps vienne butter contre le fragment inférieur.

Dans une montée, le servant qui marche en avant se courbe et se rapetisse, tandis que celui qui est en arrière fléchit les bras et soulève les hampes pour conserver au brancard son horizontalité et empêcher le blessé de glisser. Pour monter un escalier, le servant d'arrière peut placer les hampes sur ses épaules.

Dans une *descente*, la manœuvre est inverse ; le servant des pieds lève les hampes, celui de tête les abaisse.

Si les servants sont de taille inégale, le plus grand se met en arrière dans la montée, en avant dans la descente.

Pour *monter un escalier*, il y a avantage si la largeur de l'escalier le permet, à employer quatre brancardiers (fig. 87).

Les brancardiers arrivés au pied de l'escalier avec le brancard chargé sur les épaules, s'arrêtent au com-

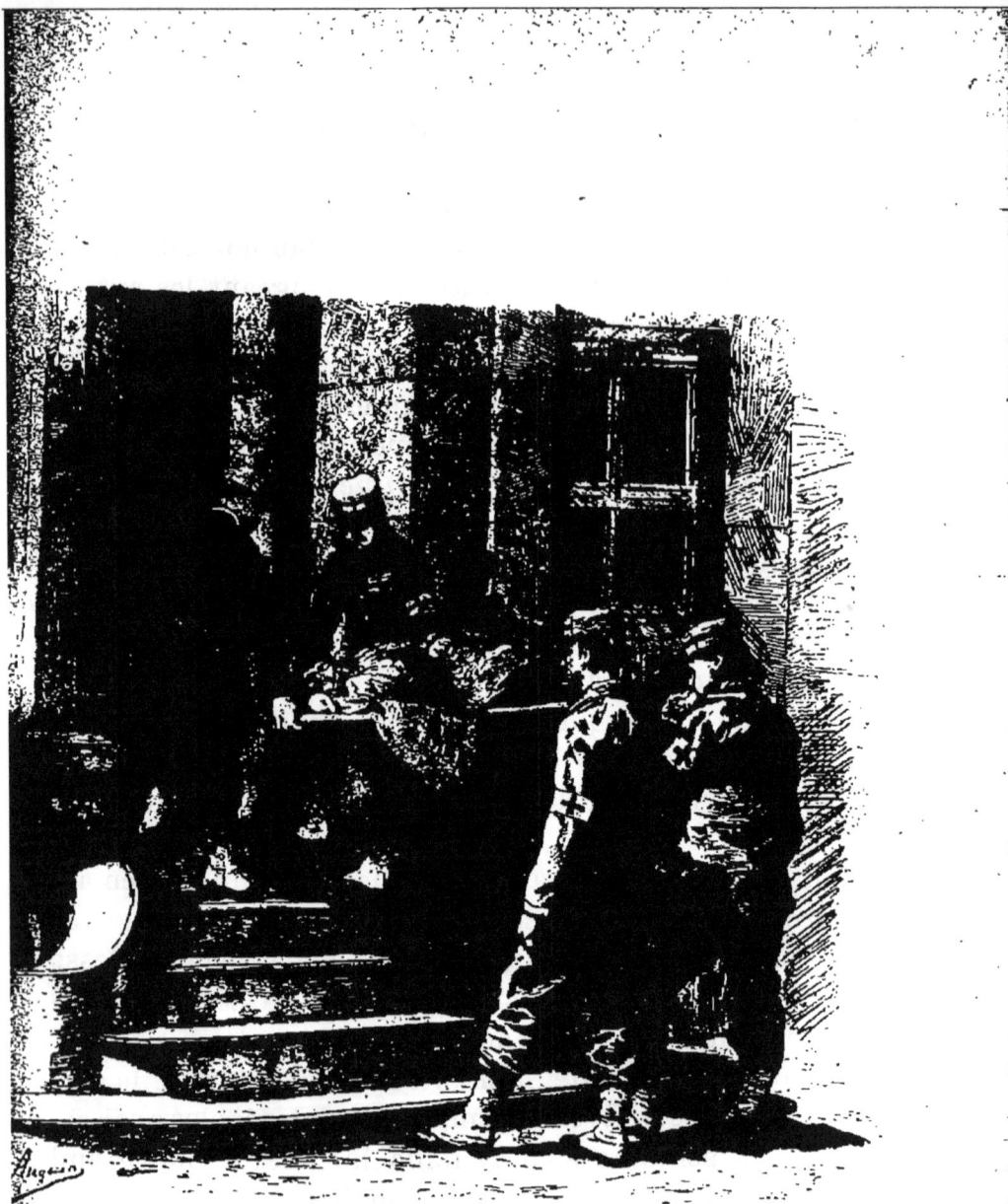

Fig. 87.

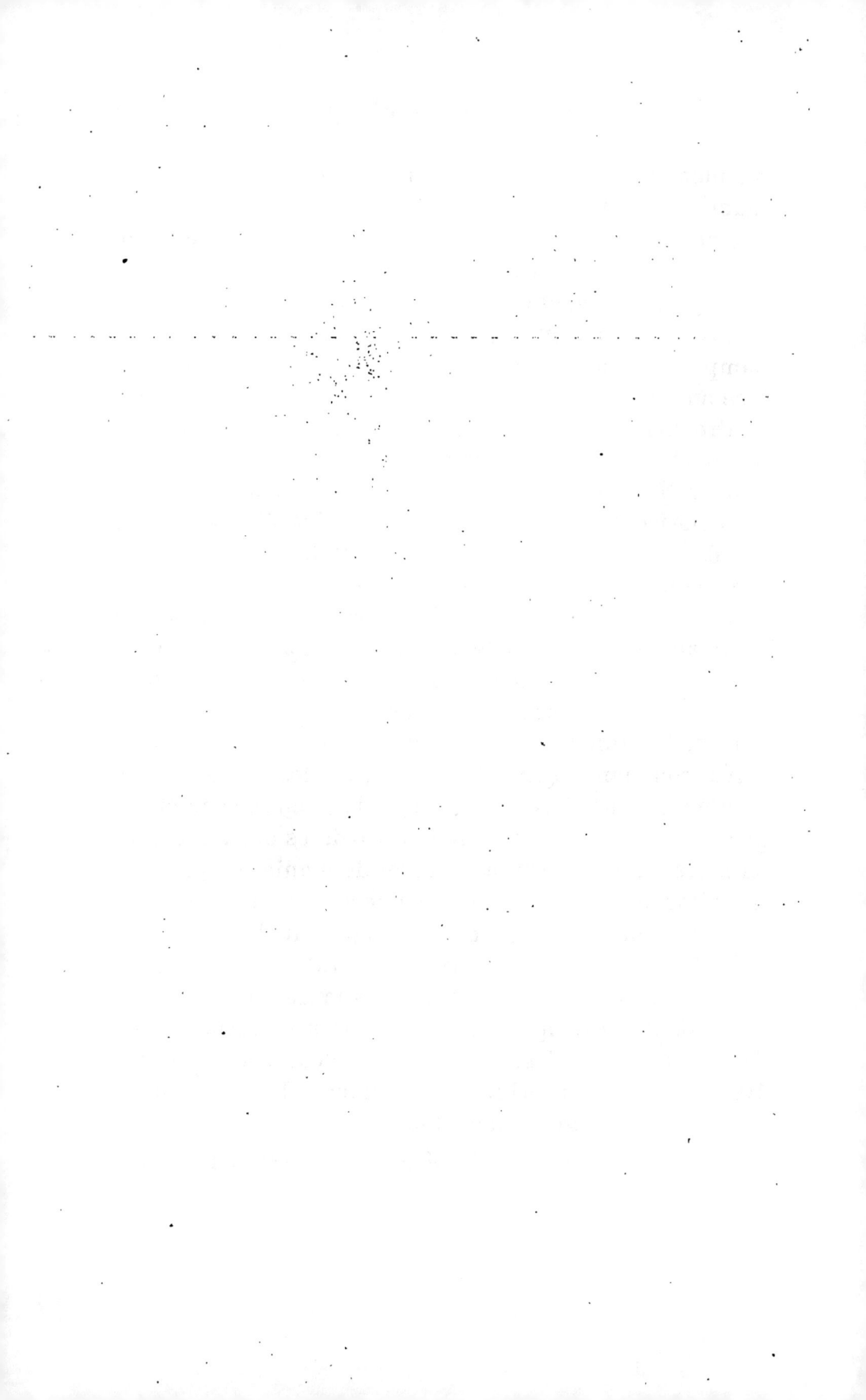

mandement de : *halte*, et disposent le brancard de manière que la tête du blessé soit tournée en avant si elle ne l'est pas encore. Pour monter l'escalier en con-servant au brancard son horizontalité, ils procèdent de la manière suivante :

Les deux porteurs placés en avant saisissent la hampe des deux mains, la dégagent de l'épaule et font face au brancard. Au commandement de : *marche*, les quatre brancardiers montent l'escalier, les deux pre-miers abaissant les hampes, les deux derniers les gar-dant sur l'épaule, de manière que le brancard reste à peu près horizontal, ou que la partie la plus élevée soit la tête du blessé plutôt que les pieds, sauf le cas de fracture aux membres inférieurs, comme il a été dit plus haut.

Au moment d'atteindre les dernières marches, au commandement de : *halte*, les brancardiers s'arrêtent de nouveau ; les deux porteurs de derrière, à leur tour alors, saisissent les hampes des deux mains, les déga-gent de l'épaule et font face au brancard.

Au commandement de : *marche*, les brancardiers montent les dernières marches, les premiers sans chan-ger leur manière de tenir le brancard, les deux derniers en baissant peu à peu les hampes de manière à prendre la même position que les premiers. Sur le palier, au commandement de : *posez*, ils déposent le brancard.

2° *Marche en terrain coupé.* — Il faut autant que pos-sible éviter les fossés, les haies, les murs, etc., car tout en perdant du temps, les brancardiers épargnent bien des secousses au blessé. Si ces obstacles ne peuvent être évités, on les franchira directement. La manœuvre varie suivant le genre d'obstacle.

Fossé. — a) Quand le *fossé* n'est pas trop large pour

que les brancardiers puissent l'enjamber sans quitter
le brancard, le brancardier de l'avant, après avoir
reconnu l'endroit le plus propice pour le passage, le
traverse en évitant d'imprimer une secousse au brancard. Le brancardier de l'arrière, avant de franchir
l'obstacle, étend autant que possible les bras pour bien
voir l'endroit où il doit appuyer le pied.

Un fossé doit toujours être abordé de face ; en
essayant de le franchir obliquement, les brancardiers
s'exposent à tomber.

b) Le fossé ne peut être directement franchi, mais il
n'est pas trop large pour être enjambé par des brancardiers libres. Quatre brancardiers sont nécessaires
pour le passage. Devant le fossé, le brancard est posé
à terre. Un des brancardiers franchit le fossé, deux
autres descendent dedans (fig. 88), ou, si la disposition
du fossé le permet, ils se placent à cheval et au-dessus
en appuyant un pied sur chaque bord (fig. 89). Dans
l'un et l'autre cas, ils ont soin de poser les pieds bien
solidement et se font face en laissant entre eux un
intervalle égal à la largeur du brancard. Les deux
brancardiers qui se trouvent dans le fossé ou placés
à cheval au-dessus de lui, et le brancardier resté en
arrière du fossé, soulèvent légèrement le brancard.
Les deux premiers transmettent avec précaution et
prudence les extrémités antérieures des hampes au
brancardier qui a franchi l'obstacle pour les recevoir
de l'autre côté. Glissant lentement leurs mains le long
des hampes (fig. 88), ils en saisissent les extrémités
postérieures qu'ils reçoivent des mains du brancardier
qui est en arrière (fig. 89). Le brancard étant passé de
l'autre côté du fossé est déposé à terre, et le qua-

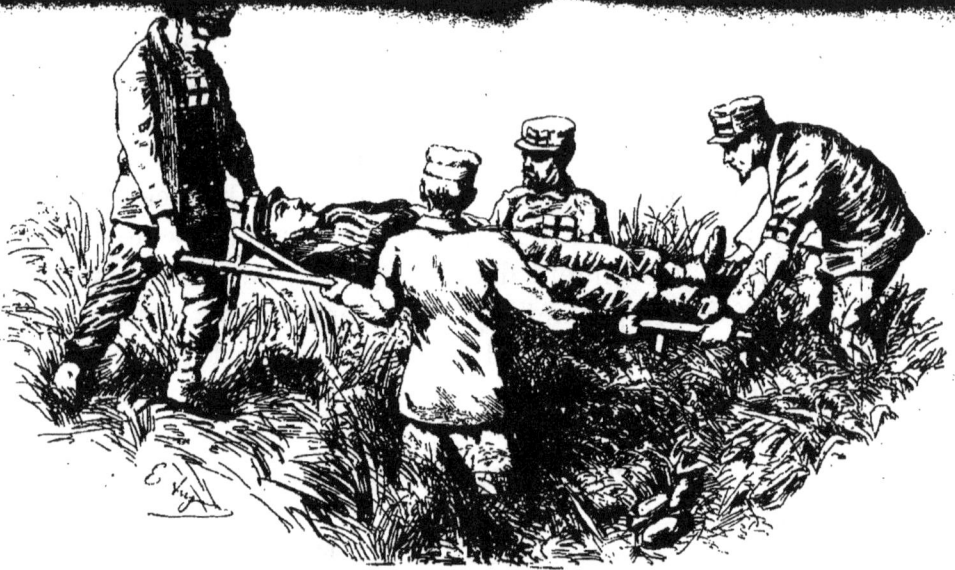

Fig. 88.

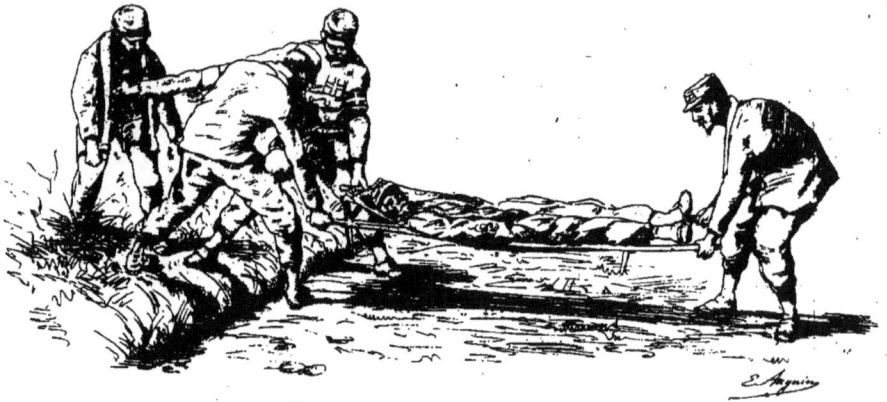

Fig. 80.

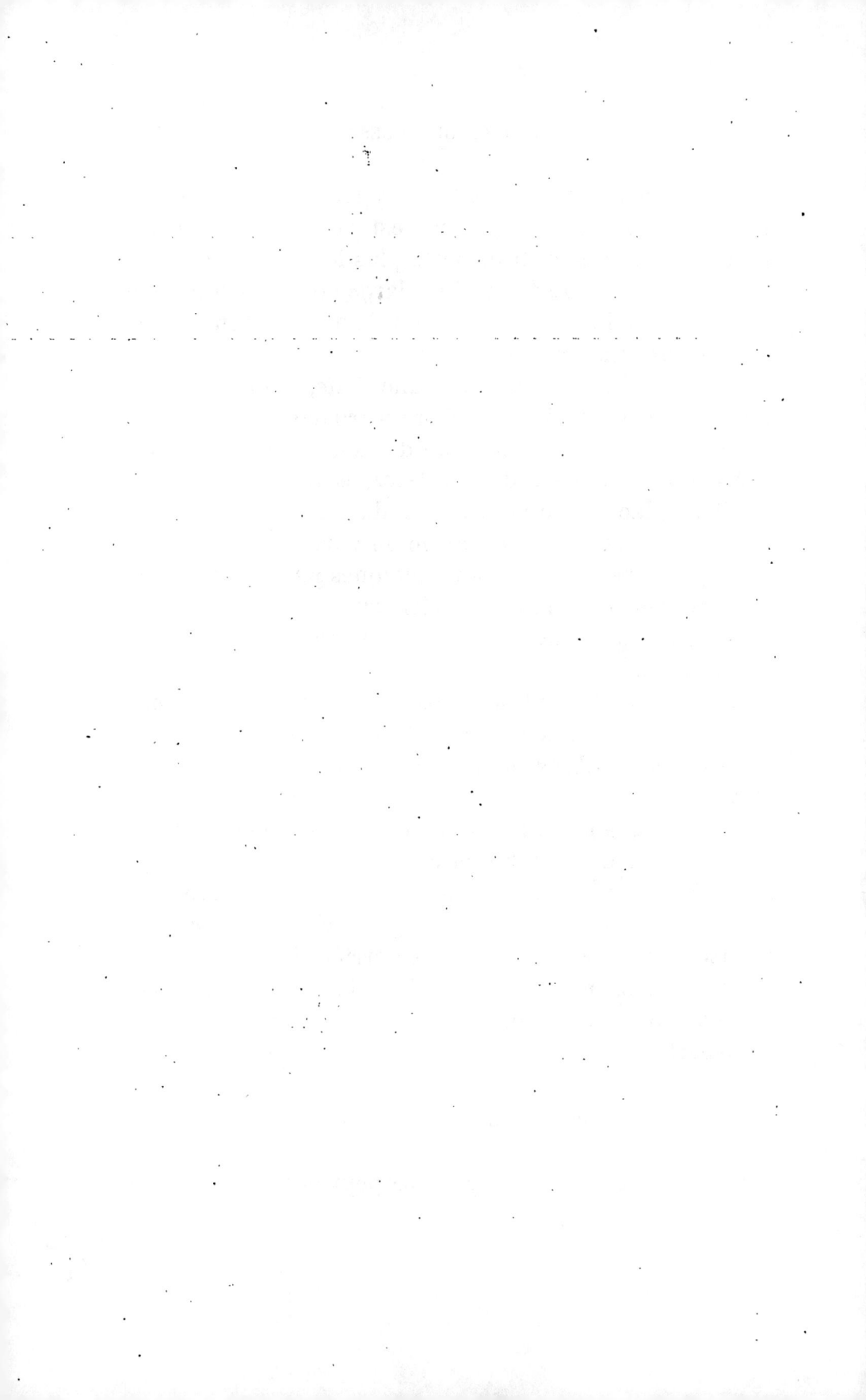

trième brancardier devenu libre franchit à son tour l'obstacle. Dès lors, le brancard est repris, suivant les règles ordinaires, et transporté plus loin.

c) Lorsque le *fossé est trop large* pour pouvoir être enjambé, les brancardiers n'ont d'autre ressource que d'entrer dedans avec le brancard.

Passage d'une *clôture*, d'une *haie*, d'un *mur*. — Les brancardiers déposent le brancard devant l'obstacle, une clôture, par exemple ; l'un d'eux la franchit (fig. 90).

Au commandement de : *soulevez*, les trois autres brancardiers placés l'un en arrrière du brancard, les deux autres en avant, soulèvent le brancard un peu plus haut que l'obstacle. Faisant quelques pas en avant, ils passent les extrémités antérieures des hampes au brancardier qui a franchi la clôture pour les recevoir de l'autre côté.

Au commandement de : *envoyez*, ce dernier soutient seul l'extrémité antérieure du brancard et les brancardiers devenus libres, se portent au delà de la clôture. Pendant ce temps, les deux brancardiers qui soutiennent le brancard font quelques pas en avant ; ceux qui viennent de franchir la clôture se placent de manière à saisir les extrémités postérieures des hampes.

Au commandement de : *envoyez*, celles-ci leur sont remises par le brancardier resté derrière l'obstacle. A ce moment, le brancard est au-delà de la clôture et déposé à terre pour être repris selon les règles ordinaires et transporté plus loin.

9. *Déchargement du brancard.*

Un *seul brancardier* vigoureux peut enlever le blessé

du brancard. Il le saisit et le soulève d'après la position indiquée (fig. 77). Il est utile dans ce cas que le blessé puisse s'aider en prenant le brancardier autour du cou. Avec *deux brancardiers*, la manœuvre est plus facile. Dans l'un et dans l'autre cas, celle-ci se fait d'après les mêmes règles que le chargement du brancard.

1° Le brancard peut être placé sur le prolongement du lit qui doit recevoir le blessé, la tête contre l'extrémité inférieure du lit. Un ou deux brancardiers saisissent le blessé par un côté ou par les deux côtés, le soulèvent, puis, marchant latéralement, le portent, la tête en avant, sur le lit. C'est la manœuvre décrite pour le chargement du brancard (fig. 82).

2° Le brancard étant déposé parallèlement au lit, la tête du brancard vis-à-vis la tête du lit, un ou deux brancardiers placés du côté du brancard qui est opposé au lit, soulèvent le blessé et le soutiennent par un seul côté ; un autre brancardier enlève rapidement le brancard ; le ou les brancardiers qui soutiennent le blessé font quelques pas en avant et déposent le blessé sur le lit.

3° On peut encore opérer de la manière suivante : Le brancard est déposé parallèlement au lit, à quelques pas de distance, mais la tête du brancard, est placée vis-à-vis l'extrémité inférieure du lit. Deux brancardiers placés entre le brancard et le lit, tournant le dos à celui-ci, saisissent le blessé par un côté, le soulèvent et lui font faire demi-tour de manière à lui donner la direction qu'il doit occuper sur le lit. Cela fait, ils n'ont plus qu'à faire quelques pas en avant pour déposer le blessé sur le lit.

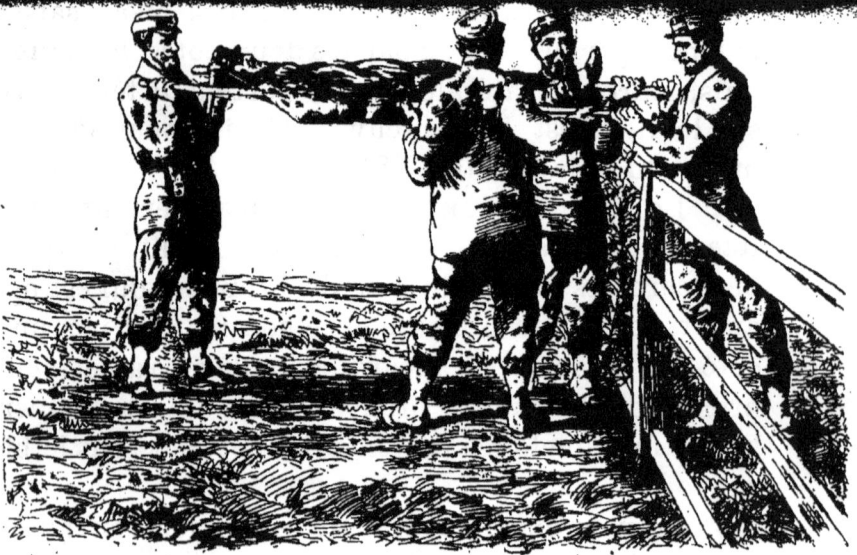

Fig. 90.

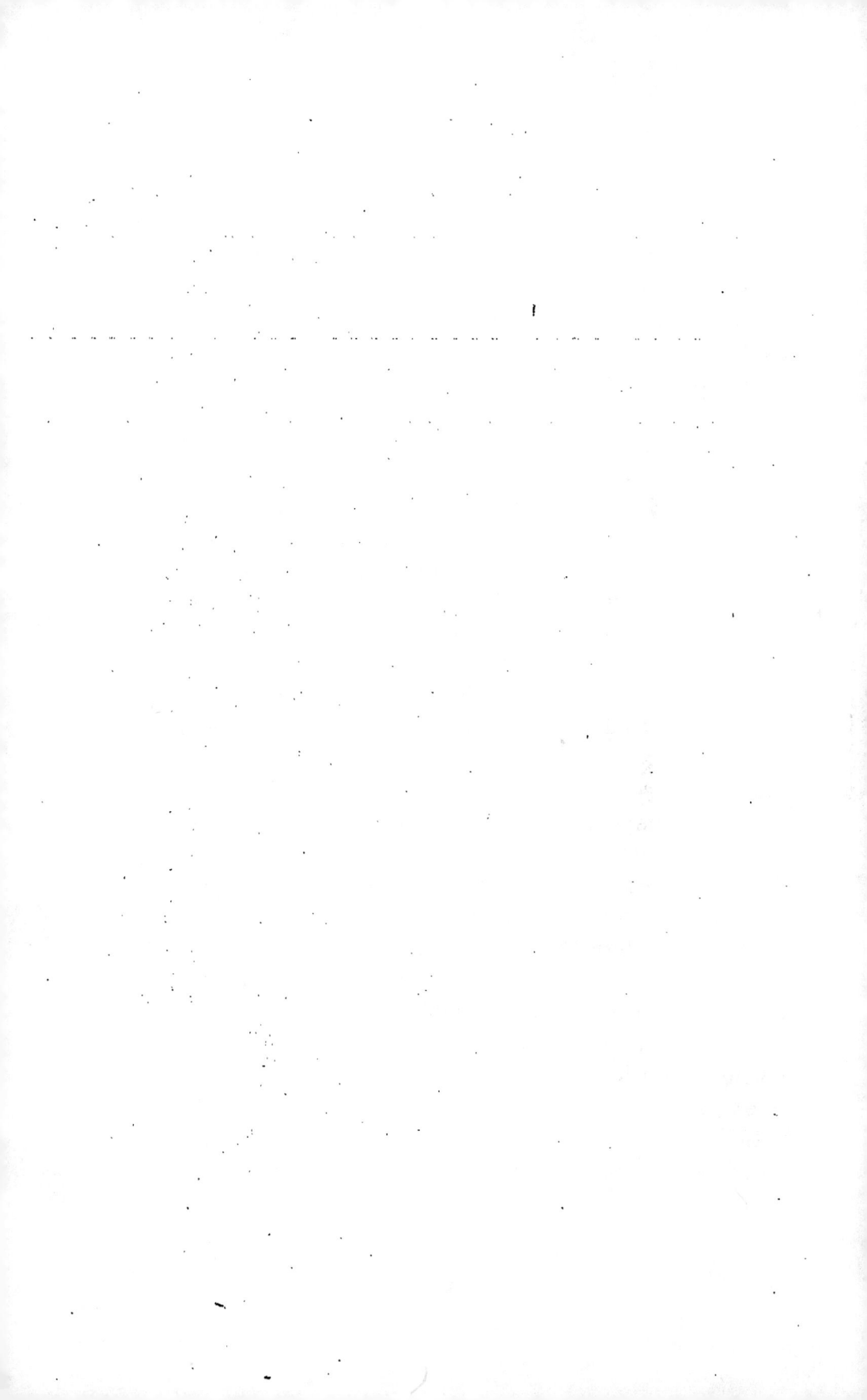

10. *Brancards improvisés.*

Les brancards peuvent manquer ou être en nombre insuffisant, il s'agira d'en improviser.

Pour transporter des blessés dans la position couchée, on peut utiliser les civières en usage dans les exploitations rurales, des échelles, des portes, des planches, etc., que l'on recouvrira de paille, de foin, de couvertures, etc.; une couverture ou un paillasson fixé à deux bâtons, un sac ou une paillasse vide décousue aux quatre angles afin de pouvoir y passer deux perches. On se sert encore de deux perches ou de deux troncs d'arbustes réunis par des cordes, des courroies, des tresses de paille, etc., le tout recouvert de paille ou de foin. Pour augmenter la résistance de ces appareils, il est bon de fixer les hampes à l'écartement voulu par des traverses en bois.

Il faudra toujours veiller à la solidité des brancards improvisés car toute chute serait dangereuse pour le blessé.

Pour transporter les blessés dans la position assise, on peut se servir de deux fusils placés parallèlement, dont les bretelles, allongées de toute leur longueur, régulièrement entrecroisées et autant que possible reposant sur le plat, forment un lit de sangle suffisamment solide (fig. 91). Au lieu de réunir les fusils par les bretelles, on passe quelquefois l'un d'eux dans les manches d'une tunique ou d'une capote, l'autre par les poches. Pour former un siège on emploie un manteau, une couverture ou un sac.

Le blessé peut s'asseoir de deux manières différentes : en travers du brancard, les jambes pendantes ; dans ce

cas, il n'a pas de dossier ; ou dans le sens de la
longueur du brancard, la partie supérieure du corps

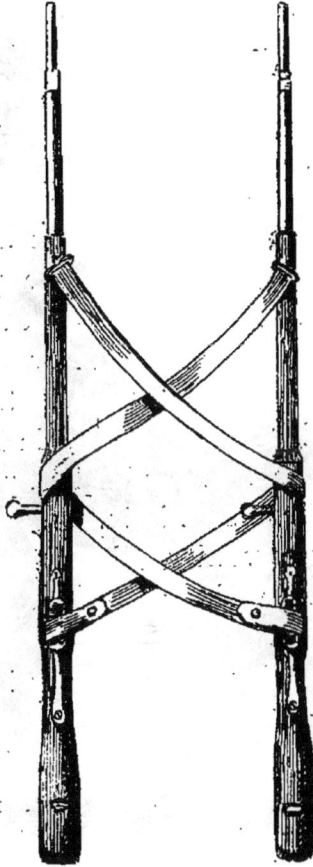

Fig. 91.

renversée en arrière et appuyée contre le porteur de
derrière, les jambes pendantes ou reposant sur les
extrémités des fusils (fig. 92).

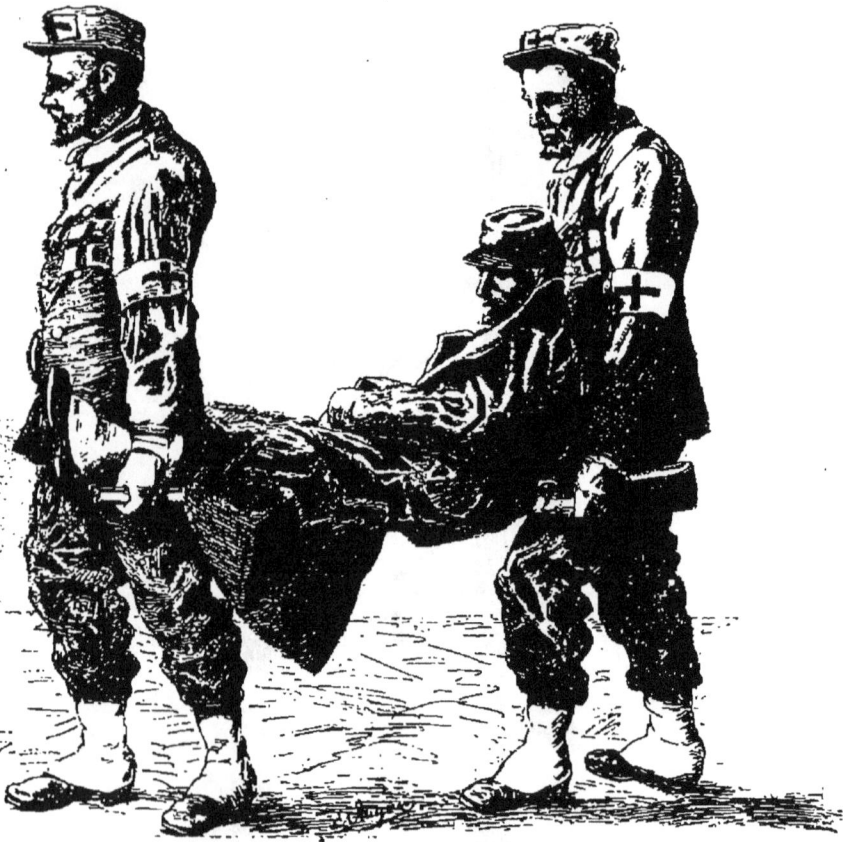

Fig. 92.

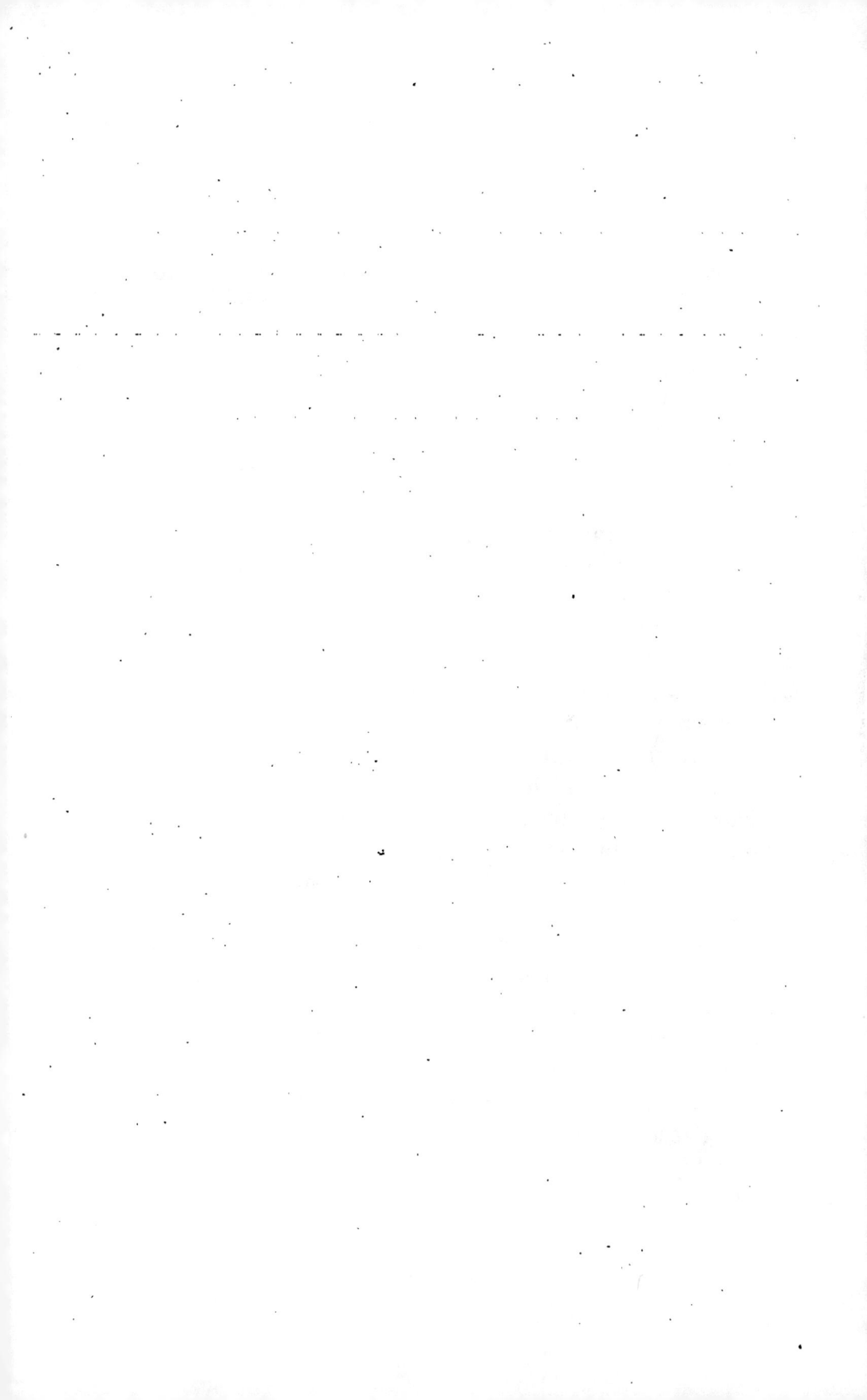

B. TRANSPORT A GRANDE DISTANCE.

Le transport des blessés à grande distance s'effectue à l'aide : 1° des *cacolets* et des *litières*; 2° des *voitures d'ambulance* et autres; 3° par les *chemins de fer* et les *voies navigables*.

1. *Cacolets.*

Les cacolets sont des fauteuils destinés à être accrochés par paire au bât d'un mulet.

Ils comprennent un siège, des bras, un dossier, une planchette pour appuyer les pieds, une ceinture pour empêcher les chutes en avant. Toutes ces parties se replient les unes sur les autres et s'appliquent contre le bât du mulet lorsqu'on ne se sert pas des cacolets. Quand ceux-ci sont occupés, les blessés y sont assis parallèlement au mulet et regardent en avant dans la même direction que lui.

Les deux cacolets doivent se faire équilibre. Quand un cacolet est occupé, il faut que le second le soit aussi; sans cela, le bât tournerait. S'il n'y a qu'un blessé à transporter, le conducteur monte sur le deuxième cacolet.

Pour *charger* les cacolets, le conducteur tient son mulet par les rênes et appuie sur le cacolet qui ne doit pas être chargé le premier, celui de gauche, par exemple, pour l'empêcher de tourner.

Le blessé qui va occuper le cacolet de droite, met le pied gauche sur le marchepied, saisit le bât de la main droite, l'accotoir de la main gauche et se soulève. Une fois sur le marchepied il se tourne pour s'asseoir. Pour

monter sur le cacolet gauche, le second blessé met le
pied droit sur le marchepied et procède comme le premier. Les blessés s'installent habituellement sur les
cacolets sans aucun aide.

Lorsqu'un blessé n'est pas suffisamment valide pour
monter seul, les brancardiers lui aident à mettre le
pied sur la planchette, lui placent les mains, le soutiennent, le soulèvent, le déposent sur le siège. Pour
éviter les chutes, ils le maintiennent assis avec la
ceinture de cuir passée autour du corps.

Arrivés à destination, les deux blessés doivent
descendre en même temps; s'ils descendent l'un après
l'autre, le conducteur appuie sur le cacolet devenu vide
le premier pour empêcher le bât de tourner. Les blessés
descendent seuls ou soutenus par les brancardiers.

Les cacolets ne peuvent servir que pour les petits
blessés. Ils ont rendu et rendent encore des services
pour le *transport dans les montagnes*. Ils ont été très
employés dans les guerres d'Afrique.

2. *Litières.*

Les litières sont des couchettes en fer destinées
à être suspendues de chaque côté du bât du mulet,
comme les cacolets. Lorsqu'elles ne servent pas, les
litières se replient et s'appliquent contre le bât; dé-
ployées elles ont la forme d'un lit étroit; la partie qui
correspond à la tête est légèrement relevée. Un châssis
mobile recouvert d'une toile permet de protéger le
blessé ou le malade contre le soleil et la pluie.

Chargement. — Le conducteur pose les litières à

terre, parallèlement, et amène son mulet entre les deux, la croupe tournée du côté opposé au châssis de tête. Pendant le chargement des litières, le mulet sera maintenu pour l'empêcher d'avancer ou de reculer.

Les brancardiers placent les blessés sur les litières comme sur un brancard.

Pour charger, des brancardiers se placent aux quatre angles de la litière qui doit être chargée la première, celle de gauche par exemple, puis se baissent pour saisir la couchette.

Au commandement de : *debout*, ils élèvent horizontalement la litière et l'appuient contre le bât; les deux brancardiers les plus rapprochés du mulet, l'accrochent dans les crochets de charge du bât. Le chef brancardier s'assure de la solidité des attaches. La première litière chargée, un des brancardiers continue à la soutenir pendant le chargement de la seconde.

Les blessés couchés sur les litières doivent avoir la tête en avant; dans cette position, les secousses sont moins pénibles pour eux. Les deux litières doivent être bien équilibrées et bien horizontales.

Pour le *déchargement*, le conducteur tient son mulet; un premier brancardier soutient la litière de droite par exemple, avec l'épaule pour empêcher le bât de tourner, pendant que quatre autres brancardiers s'occupent de décharger la litière de gauche. Celle-ci est saisie aux quatre angles et soulevée avec précaution. Les deux brancardiers les plus rapprochés du mulet décrochent les chaînes qui la retiennent; après s'être assuré que la litière est bien décrochée, le chef brancardier commande de déposer à terre. Cela fait, les brancardiers procèdent au déchargement de la deuxième litière.

Les blessés transportés sur les litières sont exposés à des secousses souvent douloureuses, parfois dangereuses pour les blessures. Aussi doit-on réserver ce mode de transport pour les pays montagneux où l'on ne peut employer d'autres moyens.

3. *Voitures d'ambulance.*

Les *voitures d'ambulance* de la *Société de secours* sont construites sur le modèle des voitures d'ambulance de l'armée. Elles sont tout aussi solides, mais plus légères et mieux suspendues que les voitures militaires. Elles peuvent être traînées facilement par deux chevaux sur toute espèce de terrain. Les voitures d'ambulance de la Société sont : la *voiture à quatre roues* dite *omnibus* et la *voiture à deux roues* dite *voiture légère* (1).

Toutes ces voitures sont composées de deux parties. La partie de devant, la même dans toutes les voitures, renferme une banquette mobile pour le conducteur et deux autres personnes. L'intérieur seul varie selon les dimensions de la voiture et peut recevoir un plus ou moins grand nombre de blessés.

1° *Voitures à quatre roues.* — La disposition de cette voiture permet de transporter 14 blessés assis ou 6 blessés couchés.

(1) Ces voitures ainsi que tous les appareils de transport de la *Société de Secours aux blessés*, sont décrits en détail avec figures explicatives, par M. le docteur Riant, secrétaire, membre du conseil, dans son *Manuel sur le matériel de secours de la Société* (Paris, 1878).

L'intérieur de la voiture présente deux banquettes mobiles sur les parois latérales, pouvant très facilement être rabattues de façon à recevoir chacune six à sept blessés assis.

Lorsque l'on doit transporter des blessés couchés, les banquettes sont relevées et maintenues par des verrous contre les parois. L'intérieur de la voiture peut alors recevoir six brancards.

Ceux-ci sont suspendus par des courroies attachées symétriquement sur les parois de la caisse et sur deux montants en fer placés dans l'axe longitudinal et médian de la voiture. Cette disposition permet de faire un transport mixte, c'est-à-dire de transporter trois blessés couchés d'un côté et six à sept blessés assis de l'autre.

La partie de devant de la voiture qui renferme la banquette mobile pour le conducteur n'est pas séparée de l'intérieur par une cloison afin de faciliter les manœuvres du chargement.

L'avant, l'arrière et les baies des côtés de la voiture sont fermés par des rideaux doublés en toile.

Le marchepied de l'arrière se relève et complète la fermeture de la partie inférieure de l'arrière de la voiture.

Sous le plancher se trouvent deux coffres destinés à recevoir divers objets et agrès. Sur le devant de la voiture est placé un réservoir à compartiments, pour de l'eau, du vin, etc.

La toiture porte une galerie pour recevoir l'armement et l'équipement des blessés.

La voiture est munie d'un frein, des appareils à éclairage nécessaires, d'une pelle et d'une pioche.

2°. *Voiture à deux roues.* — La *voiture à deux roues* peut recevoir quatre blessés couchés. Le train de cette voiture est complètement indépendant de la caisse et ne lui communique pas ses mouvements; celle-ci reste uniquement soumise au jeu des ressorts.

La disposition de l'intérieur permet de placer quatre brancards, deux par étage, c'est-à-dire quatre blessés couchés. Les brancards sont suspendus par des courroies exactement comme dans les voitures à six blessés.

La partie de devant renferme comme dans les autres voitures, une banquette mobile sur laquelle il y a place pour le conducteur et deux personnes.

Les accessoires sont les mêmes que dans la voiture à quatre roues.

3° Le *fourgon d'ambulance* peut être transformé en voiture pour blessés assis ou couchés; il est monté sur quatre roues, suspendu par six ressorts et divisé en deux parties. Celle d'avant renferme comme dans les voitures précédentes, une banquette fixe sur laquelle il y a place pour le conducteur et deux personnes.

La partie d'arrière renferme, comme dans les voitures à quatre roues, deux banquettes mobiles qui se rabattent contre les faces latérales lorsqu'elles ne reçoivent pas de blessés assis, de façon à laisser disponible l'intérieur de la voiture. Celui-ci peut alors recevoir quatre brancards placés deux à deux sur deux étages; des ressorts transversaux sont fixés aux parois de la voiture et disposés de manière à recevoir les extrémités des hampes. Ces ressorts sont placés entre deux courroies de cuir très fortes pour éviter les dangers d'une rupture. En cas d'accident, la courroie de cuir continue à supporter le brancard.

La voiture s'ouvre par derrière par une porte à deux battants. En outre, elle présente sur chacune de ses deux faces latérales une large porte s'ouvrant à glissement à la manière des portes des wagons à marchandises. Ces portes servent à charger et à décharger la voiture et à faciliter l'introduction et la sortie des brancards. Une fenêtre pourvue de rideaux est disposée dans la partie supérieure de ces portes. A l'intérieur de la caisse ont été disposées latéralement des tablettes mobiles pouvant recevoir les objets d'équipement.

Les voitures d'ambulance militaires sont :

1° La *voiture dite omnibus* à quatre roues dont la disposition permet de transporter à volonté quatre blessés couchés sur des brancards suspendus en deux étages ou dix blessés assis sur des banquettes relevées contre les parois latérales, quand on transporte des blessés couchés, rabattues et se fixant d'elles-mêmes sur le plancher, lorsqu'elles doivent servir.

On peut faire un transport mixte, d'un côté, de blessés couchés, de l'autre, de blessés assis.

2° *Voiture dite légère, à deux roues.* — Elle est du genre tapissière et aménagée pour transporter deux blessés couchés sur des brancards suspendus dans la voiture. Elle n'a point de banquettes pour les blessés assis. Le dessus de la voiture forme impériale est destiné au transport des brancards ou des effets d'équipement et d'armement des blessés.

Les armées et les sociétés de secours étrangères possèdent des voitures analogues permettant les unes le transport des blessés assis, les autres celui des blessés couchés.

Chargement. — Le conducteur place la voiture le plus avantageusement possible pour permettre le chargement par l'arrière. Après avoir calé les roues, il relève les rideaux, abaisse le marchepied, détache ou relève les banquettes intérieures, selon qu'il s'agit de transporter des blessés assis ou couchés. Il vérifie les moyens d'attache des brancards.

a) *Blessés assis.* — Les blessés transportables dans la position assise, sont aidés et soutenus par les brancardiers pendant qu'ils montent et prennent place dans la voiture. Les plus malades montent les premiers.

b) *Blessés couchés.* — Le brancard-type de la société pouvant se charger dans la voiture, le transbordement des blessés peut et doit autant que possible être évité.

Le brancard chargé du blessé est déposé à quelques pas en arrière de la voiture, les pieds en avant. Les brancardiers, au nombre de trois se placent l'un à la tête du brancard, prêt à saisir les hampes, les deux autres aux pieds du brancard, l'un prêt à prendre la hampe gauche avec la main droite, l'autre prêt à saisir la hampe droite avec la main gauche. Le chef brancardier est en arrière pour commander et surveiller les mouvements.

Au commandement de : *attention*, les brancardiers saisissent les hampes.

Au commandement de : *levez*, ils soulèvent le brancard. Les deux brancardiers des pieds changent la main avec laquelle ils tiennent les hampes en exécutant un quart de conversion, et se tournent vers le brancard. Ils portent la main devenue disponible sous la hampe du

brancard vers le côté de la tête, aussi loin que possible ;
tenant solidement le brancard, ils le soulèvent à la
hauteur de la voiture, et placent les pieds de devant sur
le plancher de la caisse. Cela fait, celui des deux brancardiers de devant qui est placé en dehors passe en
arrière vers le porteur de tête ; il saisit l'extrémité de
la hampe extérieure et aide à soulever le brancard.

Au commandement de : *poussez*, les brancardiers
poussent doucement le brancard jusqu'à l'extrémité
antérieure de la voiture. Le brancardier de devant
resté en place, aide à diriger le mouvement du brancard et veille à ce que les pieds ne viennent pas butter
contre le plancher.

Un quatrième brancardier ou le conducteur placé au
fond de la voiture empêche l'extrémité des hampes
de heurter contre la paroi latérale ou le devant de la
caisse.

Au commandement de : *halte*, les brancardiers
arrêtent le mouvement.

Pour faciliter le glissement, le plancher de la voiture
porte quatre bandes longitudinales en tôle.

Dans les voitures militaires, il y a sur le plancher
de la caisse deux rails sur lesquels glisse un double
chariot maintenu par une chaînette. Les deux pieds
de devant du brancard se placent dans le chariot
roulant.

Le brancard une fois dans la voiture pour le suspendre, les servants de devant se placent sur le siège,
chacun devant une hampe ; les servants de derrière
montent sur le marchepied.

Au commandement de : *attention*, les brancardiers
saisissent les hampes.

Au commandement de : *debout*, ils élèvent le brancard à la hauteur des crampons-supports.

Au commandement de : *en place*, les poignées des hampes sont mises dans les quatre crampons.

Le chef brancardier s'assure que le brancard est solidement suspendu.

Au commandement de : *bouclez*, les brancardiers l'assujettissent dans les supports en bouclant les courroies de fermeture. Cela fait, ils descendent de la voiture.

On commence toujours par garnir l'étage supérieur.

Le chargement terminé, le marchepied est relevé et l'arrière de la voiture fermé. Les rideaux sont déroulés et fermés ou entr'ouverts selon les prescriptions du médecin.

Pour ne pas égarer les bretelles des brancards, celles-ci doivent être rassemblées avec soin et placées dans le coffre du siège du conducteur. Les effets des blessés, leurs armes (s'assurer préalablement qu'elles sont déchargées), sont placés sur l'impériale de la voiture.

Déchargement. — Le conducteur place la voiture de façon à en faciliter le déchargement. Il abaisse le marchepied, relève et replie les rideaux, etc.

Les *blessés assis* descendent un à un aidés par un brancardier qui est sur le marchepied.

Pour *décharger les blessés couchés sur des brancards*, deux brancardiers se placent sur le siège, deux autres en arrière.

Au commandement de : *débouclez*, ils débouclent les courroies qui fixent dans les crampons le brancard le plus inférieur.

Au commandement de : *enlevez*, ils dégagent les hampes et déposent le brancard sur le plancher de la voiture.

Au commandement de : *tirez*, les brancardiers de derrière amènent le brancard jusqu'à l'extrémité postérieure de la caisse. Un des brancardiers de devant descend du siège du conducteur et se place au côté interne du brancard pour surveiller l'opération. Il commande : *halte*, quand les pieds antérieurs sont près du bord du plancher.

A ce moment, le brancardier extérieur de la tête du brancard abandonne la hampe qu'il tient à son voisin et va saisir la hampe extérieure de l'extrémité opposée du brancard ; si c'est la hampe gauche, il la saisit avec la main gauche, si c'est la droite il la prend avec la main droite. Son camarade placé vis-à-vis de lui fait de même. Avec la main libre, l'un et l'autre vont soutenir le plein du brancard, en même temps ils appuient les hampes contre leur poitrine. Au commandement de : *soulevez*, les trois brancardiers soulèvent et retirent le brancard. Au commandement de : *marche*, ils s'éloignent de la voiture. Au commandement de : *halte*, ils s'arrêtent et les brancardiers des pieds changent les mains qui tiennent les hampes. Au commandement de : à *terre*, le brancard est déposé.

La même manœuvre est répétée successivement pour les autres brancards.

4. *Voitures improvisées.*

A la suite des grandes batailles, le nombre des voitures d'ambulance est et sera toujours insuffisant ;

les brancardiers devront donc savoir utiliser des voitures de toutes sortes pour le transport des blessés.

1° Les *voitures communes*, *voitures à échelles*, *charrettes*, *fourragères*, etc., peuvent être employées. Souvent on n'a d'autre ressource que de garnir ces voitures avec de la paille, du foin, etc. Quand on a le temps nécessaire pour les préparer à l'avance, on les dispose différemment selon qu'il s'agit d'y installer des blessés assis ou des blessés couchés.

Pour les *blessés assis*, on installe des sièges soit transversalement, soit le long des parois latérales de la voiture.

Pour disposer des *sièges longitudinaux*, on attache des planches le long des parois latérales du véhicule. S'agit-il d'une voiture à échelles, ces planches sont fixées au moyen de cordes ou de fourragères contre les hampes des échelles, et mieux, placées sur deux ou trois perches transversales attachées à ces hampes. On obtient ainsi à la fois la solidité et l'élasticité. Des manteaux, des sacs remplis de paille, etc., garniront les planches.

Pour ajouter un dossier on fixe une planche longitudinale contre des appuis verticaux solidement attachés aux échelles de la voiture.

Les sièges transversaux peuvent être des sièges de char-à-bancs, fixés transversalement d'une échelle à l'autre ou de simples planches échelonnées les unes derrière les autres, à un intervalle convenable.

Pour obtenir plus d'élasticité, quelques chirurgiens ont recommandé de tendre d'une échelle à l'autre deux *cordes* parallèles distantes de 20 à 30 centimètres, que l'on réunit l'une à l'autre au moyen de trois ou quatre bouts de corde placés perpendiculairement aux premières. On complète le siège, en appliquant par-dessus ce châssis une capote, une couverture. une botte de paille, etc.

Souvent, on n'a d'autre ressource que de placer des bottes de *paille* en travers dans le fond de la voiture.

Préparer une voiture pour les *grands blessés* qui doivent être transportés couchés est une opération beaucoup plus difficile.

Si l'on peut disposer de *brancards*, on les suspend dans les voitures au moyen de cordes ou de courroies attachées au quatre coins du brancard et fixées au parois de la voiture. On augmente l'élasticité de ce mode de suspension, si l'on fixe les liens suspenseurs non plus à la charrette, mais à des planches ou à des perches résistantes et élastiques, placées transversalement sur les hampes de la voiture.

La Société a adopté pour suspendre les brancards un modèle de *crochets à ressort* inventé par le docteur Léon Lefort. Ce sont des doubles crochets se fixant par en haut aux parois du véhicule et recevant par en bas la hampe du brancard. S'agit-il d'une charrette étroite, elle ne recevra qu'un seul brancard et les crochets seront fixés directement aux parois de la charrette. Si la voiture est large, deux blessés pourront trouver place. Deux traverses de bois placées perpendiculairement à la longueur de la voiture, serviront de points d'attache aux crochets suspenseurs des brancards.

Pour installer les blessés directement dans les voitures, on commence par en égaliser le fond avec des planches que l'on garnit ensuite avec de la *paille*, du *foin*, ou mieux avec des *matelas* ou des *paillasses*.

On améliore le couchage en suspendant dans la voiture des *planches longitudinales*. A l'aide de cordes, on fixe d'abord trois ou quatre barres transversales, sur ces barres sont ensuite placées des planches disposées dans le sens de la longueur et recouvertes par une paillasse, un matelas, de la paille, etc.

Selon la longueur et la largeur des voitures, un ou deux blessés y trouveront place. Il faut autant que possible charger le blessé avec la couchette sur laquelle il est étendu, (paillasse, couverture, etc.)

Pour suppléer au manque d'élasticité, le couchage peut être installé sur un *treillage de cordes*. En faisant passer une longue corde d'un côté à l'autre de la voiture et en entrecroisant les anses on constitue une sorte de filet sur lequel peut être placé une paillasse ou un matelas.

Dans une voiture à échelles ou une charrette, on peut améliorer ce mode d'aménagement en réunissant le bord supérieur d'une des ridelles avec le bord inférieur de l'autre, au moyen d'un premier treillage de cordes, puis le bord inférieur de la première ridelle avec le bord supérieur de la seconde au moyen d'un second treillage. De l'entrecroisement des deux treillages, il résulte une sorte de hamac qu'on consolide en réunissant au moyen d'une troisième corde tous les points d'entrecroisement. Une planche longitudinale, placée sur ces treillages, pardessus une épaisse couche de paille et une couverture compléteront le lit improvisé. Il peut être utile de disposer des appuis latéraux.

Chargement. — Les petits blessés n'ont besoin que d'être soutenus pour gagner leur place.

Le chargement des grands blessés s'opère par derrière ou par le côté de la voiture.

S'agit-il d'un blessé couché sur un brancard improvisé et de le charger sur une voiture à échelles aménagée avec des planches longitudinales recouvertes de paille, le chargement s'opère de la même manière que pour la voiture d'ambulance. Le brancard sur lequel est couché le blessé est placé en arrière de la voiture ; quatre brancardiers le saisissent et le soulèvent à la hauteur des planches. Les brancardiers près de la voiture appuient l'extrémité antérieure du brancard sur les planches ; devenus libres, ils montent sur la voiture et reprennent chacun une hampe du brancard. Les quatre brancardiers soulèvent de nouveau le brancard en ayant soin de le tenir bien horizontalement et l'avancent sur la voiture.

Si le brancard a été improvisé avec un matelas ou une paillasse qui peut rester sur la voiture, la manœuvre est simple. S'il faut déplacer le blessé pour le coucher dans la voiture, les brancardiers qui sont montés sur la voiture prennent le blessé sur le brancard soulevé à la hauteur du plancher pendant que les brancardiers placés en arrière retirent rapidement le brancard par derrière, ou par le côté : cela fait, le blessé est couché dans la voiture.

Mieux vaut charger le blessé par le *côté*. Six brancardiers sont nécessaires pour la manœuvre ; deux d'entre eux montent sur la voiture ; les quatre autres saisissent le brancard sur lequel se trouve le blessé, le soulèvent sur le côté de la voiture à la hauteur du bord supérieure de la paroi correspondante et appuient le brancard sur ce bord. Les deux brancardiers qui se trouvent sur la voiture prennent le blessé, l'un par-dessous les aisselles, l'autre par les membres inférieurs et le déposent sur la voiture.

Dans la voiture aménagée à l'aide du treillage de cordes, le chargement ne saurait s'opérer autrement que par le côté.

Le blessé doit être couché de manière que la partie blessée ne se trouve pas directement sur les essieux, où les cahots sont toujours plus prononcés.

Les voitures devront autant que possible être recou-vertes au moyen d'une bâche ou d'une toile soulevée par des cerceaux ou des branchages, afin d'abriter les blessés contre le soleil, la poussière, la pluie, etc.

2° Les *tapissières* et les *voitures de déménagement*, sont d'un emploi plus avantageux ; elles sont spacieuses, couvertes, légères, bien suspendues.

On peut y placer et au besoin y suspendre facilement un certain nombre de brancards pour les *grands bles-*sés. Pour cela, on fixe dans le toit de la voiture des vis à crochets auxquelles on suspend le brancard au moyen de cordes, de courroies ou avec les crochets suspen-seurs du Dr Lefort. La Société a fait construire des supports élastiques qu'on peut placer au fond de la voi-ture pour y mettre les brancards.

Les petits blessés sont installés sur des fauteuils et des chaises placés dans la tapissière ou sur des bancs im-provisés.

3° Les *voitures de luxe* telles que calèches, lan-deaux, etc., surtout quand elles sont à quatre places, peuvent être facilement aménagées pour le transport des *grands blessés* ; il suffit pour cela de réunir les ban-quettes au moyen d'une planche ou d'un matelas.

Précautions à prendre. — Les blessés doivent être couchés dans les voitures avec les mêmes précautions que sur les brancards; la tête relevée, les parties blessées soutenues et immobilisées. Il faut veiller à ce que pendant la marche, ils ne viennent pas heurter les parois de la voiture. Les chevaux marcheront au pas.

Dans les chemins inconnus, il est bon d'envoyer un éclaireur en avant afin de reconnaître la route et en cas d'obstacle de faire arrêter à temps la voiture ou de la faire reculer pour prendre un autre chemin.

5. Transport par chemin de fer.

Dans les transports par *chemin de fer*, les petits blessés sont placés dans les wagons de voyageurs. Un brancardier à l'extérieur, aide le blessé à monter dans le wagon; un autre à l'intérieur, le reçoit.

Les grands blessés sont couchés sur des brancards placés dans les voitures de bagages. Il est préférable que les brancards soient suspendus. De là, différents systèmes d'approprier les wagons ordinaires à marchandises pour y suspendre un certain nombre de ces appareils.

La Société possède des *wagons* dits *sanitaires*, construits spécialement pour recevoir des blessés. Les trains formés par la réunion de ces wagons, portent le nom de *trains sanitaires*.

6. Transport par eau.

A proximité des canaux, des fleuves, etc., le transport des blessés peut s'opérer par *eau*. Pendant les guerres, non seulement les voies navigables sont délaissées par les transports militaires, mais encore le matériel de transport : bateaux, chalands, etc., se trouvent en plein chômage. Il est par conséquent disponible et peut être facilement utilisé.

TABLE DES MATIERES

———

CHAPITRE III.

TRANSPORT DES BLESSÉS.

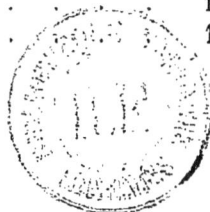

NANCY. — TYPOGRAPHIE G. CRÉPIN-LEBLOND, PASSAGE DU CASINO.

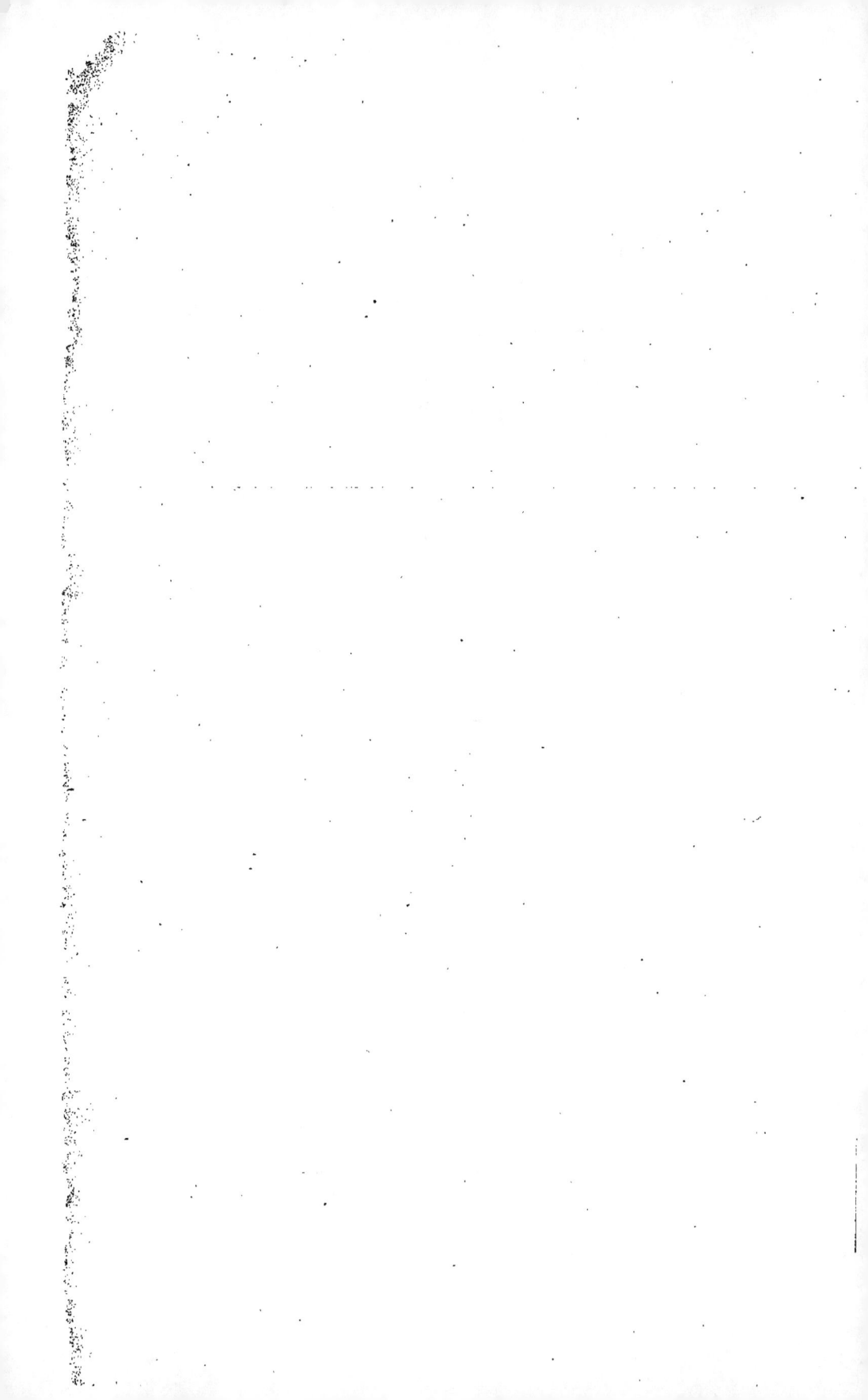

www.ingramcontent.com/pod-product-compliance
Lightning Source LLC
Chambersburg PA
CBHW060528210326
41519CB00014B/3164